Toque Quântico 2.0

O Novo Homem
Descoberta e Formação

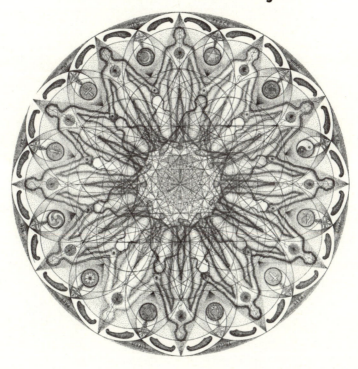

Richard Gordon, Chris Duffield,
Ph.D. e Vickie Wickhorst, Ph.D.

Toque Quântico 2.0

O Novo Homem
Descoberta e Formação

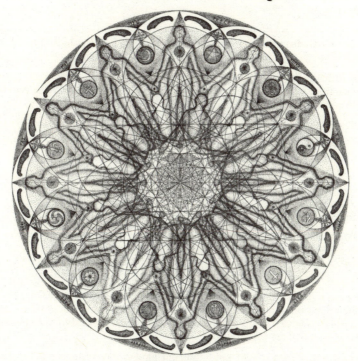

Tradução:
Soraya Borges de Freitas

Publicado originalmente em inglês sob o título *Quantum Touch 2.0 – The New Human. Discorvering and Becoming*, por North Atlantic Books.
© 2013, Richard Gordon.
Direitos de edição e tradução para o Brasil.
Tradução autorizada do inglês.
© 2018, Madras Editora Ltda.

Editor:
Wagner Veneziani Costa

Produção e Capa:
Equipe Técnica Madras

Tradução:
Soraya Borges de Freitas

Revisão da Tradução:
Bianca Rocha

Revisão:
Maria Cristina Scomparini
Jerônimo Feitosa

Dados Internacionais de Catalogação na Publicação (CIP)
(Câmara Brasileira do Livro, SP, Brasil)

Gordon, Richard
Toque quântico 2.0: o novo homem/Richard Gordon, Chris Duffield, Vickie Wickhorst; tradução Soraya Borges de Freitas. – São Paulo: Madras, 2018.

ISBN 978-85-370-09765

Título original: Quantum-touch: 2.0: the new human.
1. Medicina alternativa 2. Medicina energética
3. Meditação 4. Toque – Uso terapêutico
I. Duffield, Chris. II. Wickhorst, Vickie.
III. Título.

15-05677   CDD-615.822

Índices para catálogo sistemático:
1. Toque quântico: Poder de cura: Terapêutica
615.822

É proibida a reprodução total ou parcial desta obra, de qualquer forma ou por qualquer meio eletrônico, mecânico, inclusive por meio de processos xerográficos, incluindo ainda o uso da internet, sem a permissão expressa da Madras Editora, na pessoa de seu editor (Lei nº 9.610, de 19/2/1998).

Todos os direitos desta edição, em língua portuguesa, reservados pela

MADRAS EDITORA LTDA.
Rua Paulo Gonçalves, 88 – Santana
CEP: 02403-020 – São Paulo/SP
Caixa Postal: 12183 – CEP: 02013-970
Tel.: (11) 2281-5555 – Fax: (11) 2959-3090
www.madras.com.br

Dedicatória

Dedico este livro a uma nova realidade desperta na qual percebemos que nosso amor não só tem valor, como também um impacto real e direto no mundo; uma realidade na qual a compaixão, a generosidade, a empatia e o bom trabalho são bem mais valorizados do que carisma, ideologia ou consumismo. Por fim, dedico este livro a uma ciência que tenha a coragem de abraçar os mistérios e as anomalias enquanto continuamos a descobrir nossa verdadeira natureza como seres humanos completamente despertos.

Richard Gordon

Dedico este livro ao generoso e magnífico Universo, que nos traz vida, família, amigos, natureza, beleza, compreensão, ideias, descobertas e projetos como este; que se revela cada vez mais enquanto nosso nível de conforto aumenta e que nos sustenta com amor, uma respiração por vez.

Chris Duffield, Ph.D.

Dedico este livro a todos que buscam uma maneira mais autêntica de Ser e um modo de vida mais alegre. O Toque Quântico me deu os dois.

Vickie Wickhorst, Ph.D.

Índice

Elogios a *Toque Quântico 2.0 – O Novo Homem* 13

Apresentando o Novo Homem 17

 Toque Quântico 1.0 e 2.0 18
 Aumenta a empolgação: resumo do livro 18
 Leitura e prática 20
 Três autores 20
 Bem-vindo 20

Parte I: O Novo Sistema Operacional Humano

 1. Início 25
  Questionamentos do método científico 28

 2. Descoberta e Formação 31
  Meu caminho até a descoberta 32
  Uma grande descoberta em 2009 35
  Outra revelação 37
  No calçadão de Santa Mônica 38
  Na conferência Towards a Science of Consciousness 38

 3. Ressonância, Força Vital e Toque Quântico 41
  Começa com amor 42
  Habilidades básicas do Toque Quântico 42
  Energia da força vital, ressonância, sincronização
  e inteligência corporal 43
  Como desenvolver as habilidades
  da consciência corporal 44
  Junte tudo 46

 4. Como Incendiar o Coração 49
  Cura espontânea 50
  Energia cardíaca 51

Energia cardíaca – início 53
Defina sua intenção... 56
Olhos abertos.. 58
Colocando em prática: como alinhar
ossos sem toque... 59

5. Amor Que Funciona no Mundo.................................... 65
Magia curativa 66
A seguir... 67
O Novo Homem e o Novo Mundo 67
O ceticismo bloqueia?.. 70

Parte II: Aplicativos Básicos de Cura

6. Redução da Dor 75
Com ou sem as mãos 77
Dicas e sugestões para trabalhar com a dor.................... 78
Trabalhando em si mesmo.. 79
Reflexão final.. 79

7. Músculos, Tendões, Ligamentos e Fáscias.................... 81
Psoas, quadrado lombar e piriforme 83
Músculos do pescoço.. 85
Músculos faciais 85
Outros grupos musculares.. 86

8. Órgãos, Glândulas e Fisiologia 89
Tireoide... 90
Timo.. 91
Coração... 91
Pulmões 93
Estômago 93
Pâncreas.. 94
Fígado 94
Vesícula Biliar 95
Rins e glândulas suprarrenais 95
Intestinos grosso e delgado 96
Baço... 97
Sistema linfático 98
Trabalho na fisiologia 99

9. Alinhamento Estrutural: Ossos e Ligamentos 101
Cóccix 103
Ligação entre quadris e esfenoide 104
Coluna vertebral... 105

Índice

Ombros 108
Cotovelos 108
Mãos e pulsos 108
Joelhos 109
Pés e tornozelos 109

10. Perguntas Frequentes 111
Como aumentar a energia cardíaca 112
Prática do envio de energia cardíaca 113

Parte III: Habilidades Humanas Inesperadas

11. Trabalho no Cérebro 119
O grande mistério: cura de cima para baixo 120
Como trabalhar no cérebro 121
Fontes de informação cerebrais 124
Exercícios para o cérebro 124
Isso é controle da mente? 129
Áreas cerebrais para diferentes condições 130
Possibilidades de exame cerebral do TQ2 132
Conclusão 133

12. Toque Quântico Auricular 135

13. Melhora do Desempenho – Palestrantes, Atores, Cantores,
Artistas, Atletas e na Vida 139
Medo de falar em público 140
Atores 141
Cantores 141
Artistas plásticos e performáticos 142
Grande melhora no desempenho
e na recuperação de atletas 142
Expansão de amor para a vida e para o mundo ... 144

14. Cura Através do Tempo e do Espaço 147
Através do espaço 148
Através do tempo 148
Cura do passado 149
Cura da gatinha carente 149
Cura do bebê 150
Ela achou seu pai em
quatro minutos (história do Chris) 151
Deslizando na linha do tempo 152
Cura do futuro 152

15. Como Fazer Várias Coisas ao Mesmo Tempo 155
  Símbolos e ícones 156
  Como criar ícones simples 157
  Como ativar e usar um ícone 158
  Ícones multissensoriais 158
  Ícones temporários e bolas de energia 159
  Sub-rotinas 161

16. Como Trabalhar em Muitas Pessoas
de Uma Vez Só 165
  A técnica 168
  A grande questão 168

17. Modificação de Crenças e Identidade com a Energia 171
  Uma ideia 172
  Uma teoria não convencional 172
  Os sete chacras maiores 173
  Os cinco chacras esotéricos 174
  Como usar os chacras para modificar crenças
  e identidade e manifestar desejos 175
  Resumindo 178

18. Compartilhar Dons 181

19. Magia Visível – Alinhamento
do Esfenoide com o Occipital 187
  Pelve e crânio desalinhados: é normal, mas não ideal.... 189
  Anatomia do esfenoide e do occipital 190
  Geometria em 3-D do desvio central 191
  Três observações notáveis 193
  Técnica 194

20. Mais Perguntas Frequentes 197
  Modificação de crenças e identidade: exercício
  dos dez chacras 198
  Ícones 200
  Perguntas gerais 201

21. Meditação do Toque Quântico 203
  Relaxe 204
  Respire 205
  Tempo 205
  Foco 205
  Energia cardíaca sem pensamento 205
  Energia cardíaca com pensamento 206
  Como ser criativo 206

Índice

Parte IV: Nova Ciência, Novo Futuro

22. O Novo Homem – Ideias e Especulações 211
    É humano? 212
    Novo teste de Turing 212
    A grande implicação 213

23. Conjectura Cósmica 217

24. Visão de um Novo Futuro 223
    Como estamos e como chegamos aqui 224
    Psicopatas e sociopatas 225
    Proposta para um novo futuro 228

25. Minhas Considerações Finais sobre Este Livro 233

Fontes sobre o Toque Quântico 236

Posfácio 239

Biografias dos Autores 245

Elogios a
Toque Quântico 2.0
O Novo Homem

TQ2 é uma viagem de descobertas empolgantes. Prepare-se para milagres!
– Dawson Church, Ph.D.

Toque Quântico 2.0 é uma leitura brilhante e obrigatória! As técnicas são simples e eficazes. Os resultados são profundos. A visão de futuro de Richard é emocionante e com certeza terá impacto em todo o mundo.
Linda Steele, Ph.D., psicóloga clínica

Toque Quântico 2.0 é provavelmente a nova publicação mais importante do mundo. Um livro que muda tudo e transforma vidas.
Cecilia L. W. Chan, Ph.D., diretora fundadora do Centro de Saúde Comportamental da Universidade de Hong Kong

Este livro inovador propõe uma técnica linda e simples que realmente cura as pessoas. Toque Quântico 2.0 – O Novo Homem nos transmite uma informação inestimável sobre nossas habilidades e poderes humanos na ocasião em que a humanidade mais precisa.
Dr. Rick Jenkins, M.D., representante do Conselho Americano de Psiquiatria e Neurologia

TQ2 é a técnica de cura mais simples para todos aprenderem e praticarem. Ela torna a visão de futuro de Richard possível. Quando essa energia de compaixão curativa for mais praticada, as pessoas deste planeta viverão em harmonia.
Huy Hoang, M.D.

Toque Quântico 2.0 – O Novo Homem é muito bem escrito e nos mostra que não temos limites! As visões de Richard são um reflexo de sua esperança e genialidade. Esses simples métodos pragmáticos podem nos levar a um novo futuro.
Art Dawson, Ph.D.

Toque Quântico 2.0 – O Novo Homem é uma leitura necessária. Eu aplico esses ensinamentos inestimáveis na minha prática.

– Jeffrey Benton, D.C., CTN,
autor de The Emotional Trauma Release Technique

Toque Quântico 2.0 é uma surpresa que quebra paradigmas. Como não pudemos ver isso por milhares de anos? Isso revoluciona nossa compreensão de como as habilidades humanas podem criar transformações milagrosas inimagináveis.
Alex Fong,
diretor executivo da Câmara Geral
do Comércio de Hong Kong (2006-2011)

Toque Quântico 2.0 nos permite vivenciar nossa ligação como uma internet sem fio e acelerar a cura através do tempo e do espaço – tão forte, preciosa e eficaz. Aproveite e torne-se um Novo Homem.
Dra. Irene Lau, Ph.D.

Toque Quântico 2.0 o transformará no Novo Homem e o transportará a um Novo Mundo.
– Hsiung-Kang Chen Kapler,
doutor em medicina tradicional chinesa

Capa

Toque Quântico 2.0 é uma cura real! Este livro mudará o mundo! Ele traz esperança para a humanidade prosperar e não apenas sobreviver. Estou acrescentando esta obra como um novo protocolo na minha prática.
Prudence Hall, M.D.

Toque Quântico 2.0 é a verdadeira medicina energética. É uma técnica de ponta e fácil de aprender. Eu a vi produzir resultados imediatos.

Quando essa informação for transmitida para o resto do mundo, nós veremos uma grande diminuição em todos os desafios à saúde.
Howard Elkin, M.D., FACC

TQ2 pode mudar o mundo e nossa visão sobre tudo. É fortalecedor e quebra paradigmas. Não só eu posso fazer isso, eu sou isso.
Allan Sachey, DDS

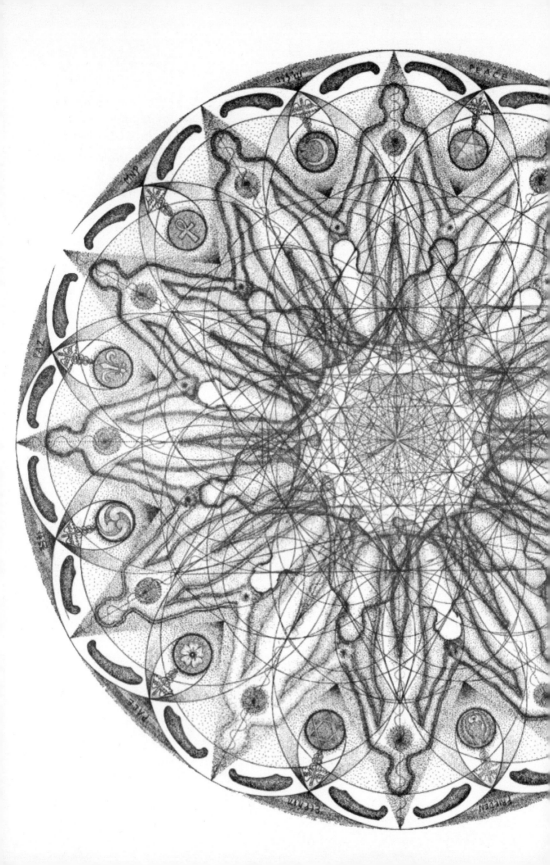

Apresentando o Novo Homem

ESTE LIVRO NÃO PASSA DE TINTA NO PAPEL, ou letras em uma tela, mas pode levá-lo a uma jornada real, emocionante e divertida, para mais dentro de si e de sua vida, com resultados práticos que com certeza surpreenderão você, sua família e seus amigos. Ele pode ajudá-lo a descobrir capacidades que jamais imaginou ter ou que sentia ter ou vislumbrava, mas não sabia como acessá-las à vontade.

Com técnicas e exercícios, este livro pode ajudá-lo a ganhar uma nova compreensão prática bem ampla do que é o ser humano e do que ele pode fazer. Ao exercitar e explorar essas capacidades, você se tornará o que chamamos de Novo Homem: alguém que vive e age em um nível de realidade mais profundo, vasto e pleno. Este livro pode ajudá-lo a conquistar uma nova visão prática de como cada um de nós pode ter uma vida e fazer um mundo que vai muito além da realidade deste planeta aceita atualmente e do que nós costumamos considerar a natureza humana. Em reconhecimento a outros exploradores na história, isto é o que chamamos de Novo Mundo.

Estas não são meras ideias. São realidades nas quais você pode viver e com que pode contar. Assim como um sistema operacional novinho em folha para um computador, *smartphone* ou *tablet*, o conjunto de técnicas apresentado aqui pode prolongar e expandir sua experiência, suas capacidades e sua realidade de forma surpreendente e extraordinária. Assim como um sistema operacional, ele lhe traz facilmente um novo ambiente no qual poderá viver e trabalhar. E, assim como um sistema operacional, age como uma plataforma infinitamente atualizável, suportando uma grande e crescente gama de aplicativos desenvolvidos por nós e pela comunidade mundial de usuários do Toque Quântico.

Neste livro apresentaremos a você alguns aplicativos incríveis que criamos e testamos. Também lhe forneceremos o conhecimento e as ferramentas para descobrir e desenvolver seus próprios aplicativos. Assim como as várias lojas e bibliotecas de aplicativos para *smartphones*, *tablets* e *laptops* pipocando por aí, esperamos que a biblioteca de aplicativos do Toque Quântico se amplie exponencialmente e se estenda por novos domínios jamais sequer imaginados.

Um dia a ciência terá de reconhecer a forte realidade dos efeitos do Toque Quântico. Quando isso acontecer, começaremos a abrir nossa compreensão da natureza para incluir novas áreas que esperamos deixar a ciência atual parecendo simplista e superficial. E essa compreensão ampliada preparará o terreno para novas tecnologias além da nossa imaginação atual, fazendo a alta tecnologia e a biotecnologia atuais parecerem brinquedos esquisitos de um século atrás.

Toque Quântico 1.0 e 2.0

Este livro é completo por si só. Pode ensinar-lhe um novo conjunto de técnicas avançadas chamadas de Toque Quântico Nível II, Toque Quântico 2.0 ou simplesmente TQ2. Você pode usar essas técnicas sem ter aprendido o que chamamos agora de Toque Quântico "básico", Toque Quântico Nível I, Toque Quântico 1.0 ou simplesmente TQ1.

Nós passamos bastante informação nestas páginas para que você consiga ter sucesso com essas técnicas novas do TQ2, começando com uma breve introdução no capítulo 3 às práticas essenciais mais importantes do TQ1, que você precisará como base para o TQ2.

O TQ2 pode ser feito sozinho, mas funciona melhor quando combinado com as práticas do TQ1. Então, se você estiver animado com este trabalho, recomendamos que também aprenda todas as práticas do TQ1, pois isso melhorará sua base, compreensão e habilidades. Você pode aprender o TQ1 no livro *Toque Quântico – O Poder de Curar*,* no vídeo de treinamento *on-line* no *site* <QuantumTouch.com> ou nos cursos presenciais ministrados agora por instrutores em muitos países ao redor do mundo.

Aumenta a empolgação: resumo do livro

Este livro se divide em quatro partes. Cada uma explora o Toque Quântico 2.0 em um nível mais fascinante do que a anterior.

Muitos autores parecem começar devagar com um material introdutório, colocam suas melhores ideias e materiais no meio e enrolam no fim.

---

*N.E.: Obra publicada pela Madras Editora.

Já nós, só temos um material novo e fascinante para você. Então começamos com empolgação e continuamos a aumentá-la até o clímax no fim, o que o lança com ainda mais empolgação no mundo. Sabemos que você irá adorar esta jornada em que estamos e mal podemos esperar para que se junte a nós. Segue um esquema de como o livro é organizado.

Por onde começamos?

A **Parte I – O Novo Sistema Operacional Humano** o coloca em uma jornada de trabalho com a energia da força vital. Este não é apenas um livro de instrução de cura. É também uma abertura a uma nova compreensão do que e quem é o ser humano e do que ele pode fazer. Você vai achar as práticas apresentadas aqui muito fáceis de aprender e fazer. Qualquer um, até crianças, pode entendê-las muito rápido. Isso não deveria ser uma surpresa, já que essa habilidade é tão natural para nós quanto aprender a andar e falar, exceto que nós nunca soubemos que a tínhamos. Portanto, embora as práticas do TQ2 provavelmente continuarão a melhorar pelo restante de sua vida, você deve conseguir resultados surpreendentes desde o início.

Você também aprenderá por que chamamos isso de um novo sistema operacional humano. Ele abre para você um novo modo de ser, fazer e vivenciar. Além disso, é um sistema ilimitado com um número de aplicativos sempre crescente. Até mesmo você pode criar alguns aplicativos!

Então, o que são esses aplicativos? Onde podemos começar a aplicar essas habilidades básicas?

Parte II – Aplicativos Básicos de Cura: essas aplicações são o que se espera de um livro sobre cura do corpo. Elas promovem redução da dor, aceleração da cura e trabalho em partes e sistemas específicos do corpo. Esta parte é fascinante porque toda sua diversidade de cura é realizada sem o toque, apenas com seu amor e sua intenção, e pode ter resultados surpreendentes e rápidos.

Tudo bem. Se podemos curar o corpo rápido e com facilidade sem o toque, o que mais podemos fazer com essas habilidades?

Parte III – Habilidades Humanas Inesperadas: prepare-se para ficar de queixo caído. Com esses aplicativos impressionantes, o TQ2 supera as expectativas. Eles demonstram habilidades humanas inesperadas, tais como fazer várias coisas ao mesmo tempo, trabalhar em muitas pessoas de uma vez só, auxiliá-las na cura de crenças indesejadas e na cura através do tempo e do espaço.

Se seu amor e sua intenção podem fazer essas coisas maravilhosas também, então o que mais podem fazer? E quais são as implicações?

A **Parte IV – Nova Ciência, Novo Futuro** explora a ciência, a visão e as implicações deste novo sistema operacional humano e de seus aplicativos. O TQ2 pode mudar este mundo de formas maravilhosas, redefinindo o que significa ser humano, dando-nos novos alicerces para vidas e sociedades melhores e com mais compaixão e abrindo as portas às novas ciências e tecnologias fascinantes, além do que sonham os líderes e especialistas mais avançados da atualidade.

Fontes sobre o Toque Quântico, no fim do livro, é uma seção breve com informações para ajudá-lo a entrar em contato com outras pessoas e aprender recursos presentes no Toque Quântico. Junte-se a nós!

Leitura e prática

Se você apenas ler este livro pelas ideias e histórias, elas podem parecer fantasia ou ficção científica. Mas nós não o escrevemos apenas para você lê-lo. Nós o escrevemos para você realmente colocar essas coisas em PRÁTICA, para elas se tornarem reais em sua vida. Este não é um livro para teoria ou entretenimento. É um livro prático. Se você apenas experimentar o TQ2, fizer os exercícios simples e testar alguns aplicativos, provavelmente sentirá a mesma surpresa e perplexidade e, depois de se acostumar com ele, o mesmo encanto e entusiasmo que nós sentimos. Não sabemos como, mas, para quase todo mundo que o experimenta, o *TQ2 realmente funciona* muito rápido e facilmente.

Três autores

Muito acertadamente, este livro é escrito quase por completo na voz do fundador e criador do Toque Quântico, Richard Gordon, como se você estivesse em um de seus cursos sobre TQ2. Sua voz é amplificada aqui atrás dos bastidores pelo trabalho de dois coautores, Chris Duffield, Ph.D. (cientista e inventor), e Vickie Wickhorst, Ph.D. (historiadora da ciência e instrutora de Toque Quântico). Nós fizemos um livro melhor para você com nosso trabalho em equipe.

Bem-vindo

Agora, é com grande emoção que apresentamos este livro. Nunca houve nada como ele. Nunca técnicas tão simples e poderosas de cura estiveram disponíveis de maneira tão fácil e direta para toda a humanidade.

Estamos criando uma comunidade global inédita de pessoas que conhecem e usam essas capacidades. Estamos fazendo história juntos.

Portanto, seja bem-vindo a esta jornada de descoberta e formação. Nunca se esqueça: você é o Novo Homem. ■

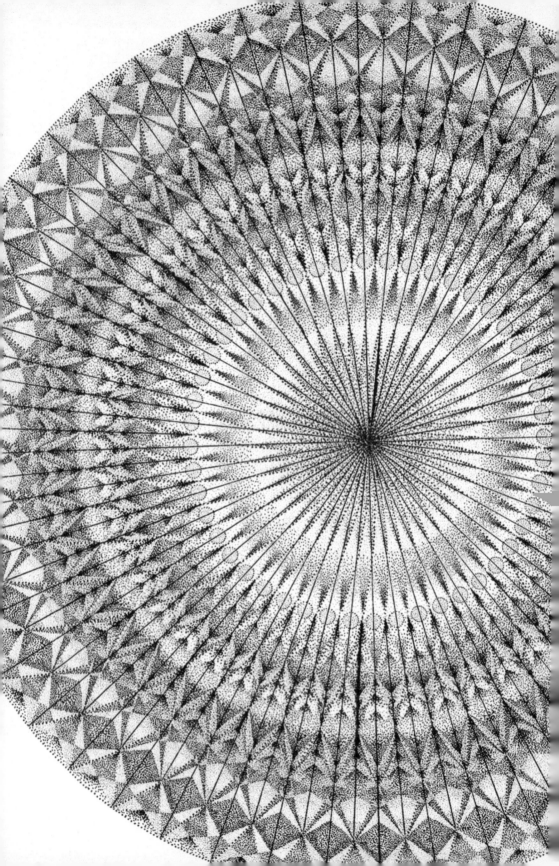

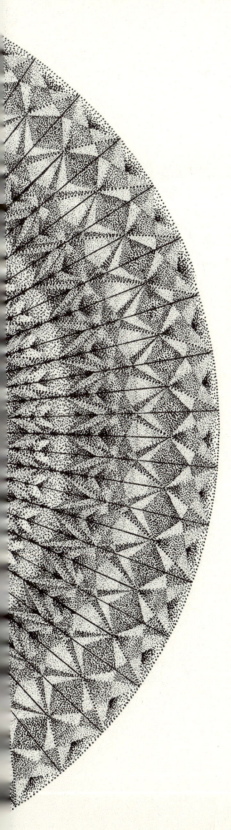

Parte I

O Novo Sistema Operacional Humano

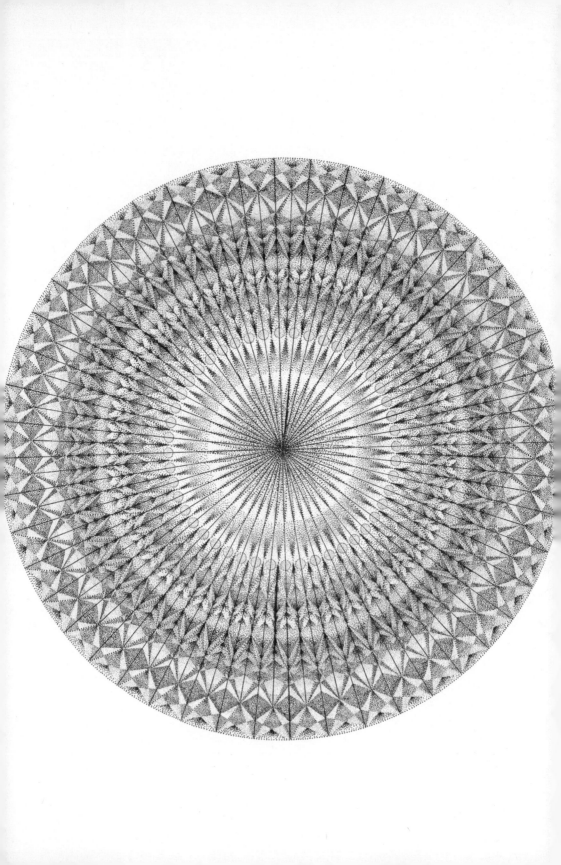

Parte I

Capítulo 1

Início

O amor não é apenas uma reação eletroquímica no cérebro, nem um sentimento em um cartão comemorativo. É uma energia real e tangível que age e muda as coisas no mundo exterior.

Richard Gordon

O ESCRITOR BRITÂNICO ARTHUR C. CLARKE propôs estas Três Leis da Previsão:

1. *Quando um cientista famoso, mas idoso, considerar algo possível, ele estará com quase toda a certeza correto. Quando ele considerar algo impossível, estará provavelmente errado.*

2. *A única forma de descobrir os limites do possível é aventurar-se um pouco além do impossível.*

3. *Qualquer tecnologia avançada o suficiente não se distingue da magia.*

Costuma-se lamentar que "somos apenas humanos". Mas e se alguns dos limites que sempre consideramos reais e verdadeiros se deverem apenas às antigas crenças e habilidades limitadas? Afinal, se todos acharem algo impossível, poucos tentarão.

Estou aqui para falar que não é fantasia, nem exagero, dizer que uma grande parte de nossa identidade coletiva é construída com base em suposições falsas que nos limitaram muito. Este livro lhe apresentará algumas das novas habilidades humanas e o ensinará a usá-las. Em suma, todos têm a habilidade de usar sua consciência para influenciar o universo material.

As habilidades que você está prestes a aprender são apenas o início. Meu amigo e coautor Chris Duffield, Ph.D., observou: "Richard, é como se você tivesse descoberto um novo sistema operacional humano e agora nós estamos encontrando todos os aplicativos". Quanto mais pensarmos e experimentarmos, mais aplicativos encontraremos.

Como na primeira vez que você comprou um computador ou um *smartphone*, aprender essas habilidades provavelmente transformará sua compreensão de vida e suas possibilidades. Mas não se preocupe com isso. As mudanças podem assustar alguns. Porém, este é um tipo de mudança mais confortável e divertida. Com certeza lhe trará mais conforto, confiança, clareza e capacidade.

Então, quais são essas novas habilidades? Algumas delas são:

- Acelerar o processo de cura e reduzir ou eliminar rapidamente a dor, sem tocar.
- Ajustar visivelmente a postura de outras pessoas em segundos sem tocá-las.
- Ajudar crianças e animais e ser eficaz em outras situações semelhantes nas quais o efeito placebo e outras influências psicológicas não funcionam.
- Trabalhar em órgãos, sistemas e glândulas do corpo, com rapidez e força, de novo sem tocar.
- Direcionar energia de cura para qualquer lugar onde você possa levar sua consciência e intenção.
- Trabalhar com eficiência independentemente da distância do paciente, mesmo a milhares de quilômetros.
- Trabalhar em várias questões ao mesmo tempo, mais até do que você pode acompanhar de uma vez só.
- Trabalhar com muitas pessoas, podendo chegar a centenas ou até milhares de pessoas ao mesmo tempo.
- Ajudar pessoas de forma profunda e rápida a mudar as crenças essenciais com a energia de cura.
- Demonstrar facilmente que a consciência influencia a matéria e que a teoria quântica está incompleta.
- Trabalhar através do tempo e do espaço sem limites.
- Curar-se enquanto ajuda os outros.
- Sentir o amor como uma verdadeira força transformadora.
- Trabalhar com facilidade, velocidade e precisão inéditas.
- Compartilhar o amor com outras pessoas de uma nova forma transformadora.

Essas coisas podem soar estranhas para você agora. Mas logo, depois de apenas um pouco de prática com as técnicas simples que estou prestes a ensinar, elas começarão a fazer sentido. Com mais prática, podem se tornar sua realidade cotidiana, como aconteceu comigo e com outras pessoas a quem ensinei.

Talvez o mais fascinante seja que eu estou apenas abrindo uma porta para você explorar. Quando Cristóvão Colombo "descobriu" a América (algo como descobrir a sala de estar de alguém) e os primeiros colonos chegaram, eles conheceram a costa e talvez alguns quilômetros para o interior. Mas com certeza não faziam ideia do Rio Mississipi, do Grand Canyon ou de muito mais além de seu horizonte. Da mesma forma, muitas das aplicações para essas novas habilidades humanas permanecerão desconhecidas até um futuro próximo. Benjamin Franklin mal podia imaginar tamanho alcance e variedade de aparelhos eletrônicos que apareceriam depois de sua descoberta da eletricidade nos raios. Enquanto você se dedica aos processos contidos neste livro, poderá também fazer suas próprias descobertas e se juntar a nós para ampliar o alcance do potencial humano.

Não se preocupe se estiver cético ou se sentir hostil no momento. Um fenômeno assim tão forte e reiterável provavelmente desafiará muitas crenças e hábitos estimados em muitas pessoas. Mas, felizmente, até o ceticismo e as atitudes hostis não parecem interferir com essa habilidade.

Você é o Novo Homem. Enquanto aprende a direcionar a energia com seu amor e sua consciência, fará a seguinte pergunta: "Se eu posso fazer isso, o que mais é possível?". Por favor, informe-nos quando você descobrir mais coisas.

O detalhe é que você pode acelerar o processo de cura e reduzir a dor. A grande questão é que isso também poderia muito bem transformar nossa identidade humana fundamental, além de nossa compreensão de física, química, biologia, medicina e psicologia.

Questionamentos do método científico

Considere por um momento que o método científico se baseia em algumas grandes suposições geralmente aceitas, mas raramente mencionadas. (E todos nós sabemos como fazer suposições é perigoso!)

1. As leis físicas do Universo continuarão iguais.
2. Você consegue repetir os experimentos com sucesso.
3. *As mentes dos pesquisadores não podem afetar seus experimentos.*

As habilidades que está prestes a aprender neste livro contradizem claramente a terceira suposição. Essas habilidades que serão aprendidas e vivenciadas, permitindo que você influencie a realidade externa com seu amor e sua intenção, sugerem fortemente que nossa compreensão da física também precisa incluir a consciência em seu domínio. Não creio que teremos uma teoria de campo unificada sem uma compreensão do impacto físico do amor concentrado.

Então, vamos lá... ■

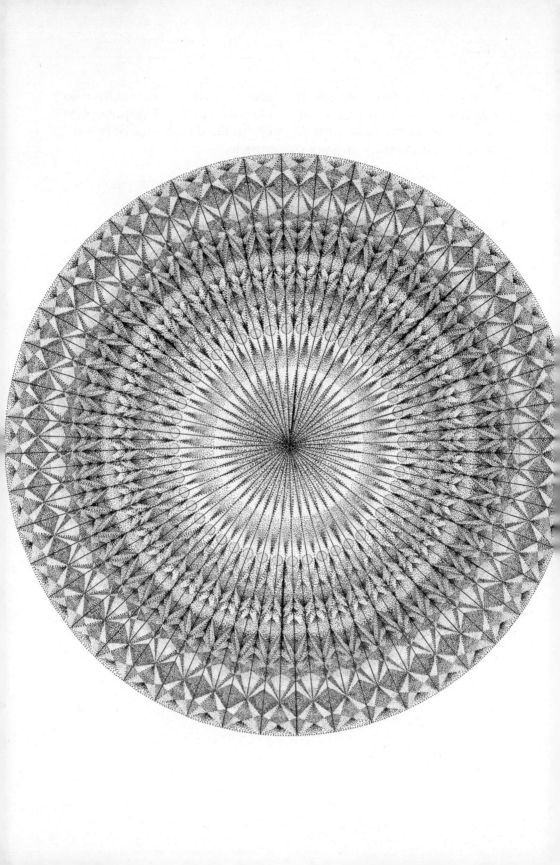

Parte I

Capítulo 2

Descoberta e Formação

Por motivos tolos, nós deixamos a energética fora da medicina. Quando ignoramos a energia, perdemos 99% da realidade.

Dr. James Oschman

O PRINCIPAL OBJETIVO DESTE LIVRO é libertá-lo cada vez mais. Enquanto isso acontece, uma parte fundamental de sua identidade e, portanto, das possibilidades de sua vida mudará e se abrirá de uma forma maravilhosa. Poucos realmente compreendem que podem influenciar outras pessoas de uma forma positiva e surpreendente com suas consciências, mais especificamente com seu amor. Quando você descobre que pode afetar as pessoas a distância, significa que seu amor é uma força verdadeira que muda a realidade. E daí você precisa se perguntar: "Se eu posso fazer isso, o que mais é possível? Até onde podemos ir?".

Meu caminho até a descoberta

Meu primeiro livro, *A Cura pelas Mãos ou a Prática da Polaridade*, foi publicado em 1978. Na época eu achava que já havia encontrado uma forma extraordinária de acelerar a cura usando as correntes naturais de energia da força vital que percorrem nossos corpos. Mas, alguns meses antes de o livro ir para impressão, tive o privilégio de assistir ao primeiro curso público de Robert (Bob) Rasmusson, que me mostrou que eu estava só no início.

Bob era um homem corpulento e quieto de 60 anos com uma habilidade fantástica de tocar as pessoas e realizar curas muitíssimo rápidas. Uma das formas inesperadas de cura era que os ossos podiam se alinhar espontaneamente diante de seus olhos. Eu o vi demonstrar isso em uma amiga na frente de uma sala cheia de pessoas. Com apenas um toque suave, nós todos o vimos endireitar uns 50% da escoliose dela depois de uns 15 minutos. Dizer que foi um choque é pouco. Durante o dia, descobri que poderia alinhar ossos com um toque suave, assim como todos os outros do curso. Anos depois, eu garantia que todos que fizessem o curso de Toque Quântico poderiam alinhar ossos antes do almoço no primeiro dia de aula ou teriam o dinheiro de volta. Ninguém nunca pediu reembolso.

Virei amigo e vizinho de Bob e aprendi com ele. Tempos depois, ele se aposentou e me pediu para assumir. Eu desenvolvi seus métodos e, em 1999, publiquei o livro *Toque Quântico – O Poder de Curar*, disponível atualmente em 17 idiomas em todo o mundo.

"Choques vitais" são o que chamo de experiências que não cabem na minha compreensão do que é possível. Eu realmente me vi tentando negar o que tinha presenciado, pois minhas observações eram extremamente contrárias às minhas crenças. Acabei aceitando essas observações perturbadoras, minhas crenças evoluíram e eu cresci. Eu tive tantas surpresas maravilhosas ao longo dos anos que mal dá para contar.

Um dos meus primeiros choques vitais com o Toque Quântico (TQ) veio logo depois de eu capturar um coelho assustado na minha

Descoberta e Formação

casa. Quando eu o cerquei e coloquei as mãos em suas costas, ele tremia. Depois de usar o Toque Quântico por alguns minutos, o coelho se esticou todo e virou de barriga para cima, com os braços e as pernas espichados como se estivesse tomando sol na praia.

Em outra ocasião, visitei uma mulher cujo gato, Julius, estava gravemente letárgico há semanas. O veterinário não conseguia entender o problema que já durava mais de um mês. Depois de uns 10 ou 12 minutos de uma sessão de grupo de Toque Quântico, o gato se levantou, alongou-se e andou. Alguns minutos depois, peguei um bastão com um brinquedo na ponta de uma corda para brincar com os vários gatos da casa. Para surpresa de todos, Julius começou a pular de um gato ao outro, lançando-se sobre o brinquedo. Ele estava incrivelmente mais ativo do que qualquer um dos outros oito gatos e pulava bem alto no ar o tempo todo, enquanto os outros só ficavam parados ao redor do círculo.

Algumas semanas depois, demonstrei o Toque Quântico em uma idosa que estava muito curvada por causa de uma grave osteoporose. Uma hora e 15 minutos depois, ela estava de pé ereta e alguns centímetros mais alta. A filha entrou na sala no momento em que a mulher se levantou e caiu no choro ao ver sua mãe ereta. Fiquei tão chocado que ouvi uma voz na minha cabeça dizer em alto e bom som: "Isso não aconteceu". Eu tive de rever com cuidado todos os acontecimentos do dia para não cair em negação.

Nos últimos 30 anos, convenci-me de que os métodos de cura que ensino funcionam mesmo e não só por causa de um mecanismo psicológico, como o efeito placebo. Quando o que faço funciona mais de 90% das vezes, não precisa de sugestão e é eficaz em crianças, animais e pessoas sob anestesia geral, devo supor que não seja causado por sugestão. Além disso, nunca ensinei um método que exija crença ou sugestões. Os céticos não ficam imunes a receber ou fazer esse tipo de trabalho de cura, pois suas crenças não atrapalham.

Testei o Toque Quântico com o time masculino de basquete da Universidade da Califórnia, em Santa Cruz. Depois de umas cem sessões, cada uma com cerca de dez minutos, vimos que o Toque Quântico reduziu a dor em uma média de 50%. Notas de todas as sessões, análises, gráficos e relatórios, com uma carta do técnico, estão disponíveis no *site* do Toque Quântico (busque por *Quantum-Touch basketball*).

A dra. Adara Walton, Ph.D., publicou recentemente sua tese baseada no trabalho com o Toque Quântico. Ela conseguiu a mesma rapidez e qualidade de resultados em pessoas com dor musculoesquelética crônica que eu vi no time de basquete. Ela fez seus experimentos sob a supervisão de um médico. Todos os pacientes usaram vendas nos olhos e ouviram música. Cada um recebeu uma sessão de cura com imposição das mãos.

Metade das pessoas recebeu uma sessão placebo durante a qual Adara as tocava enquanto lia um manual técnico. A outra metade recebeu o mesmo toque, mas com ela concentrada em fazer a respiração e as técnicas de consciência corporal do Toque Quântico. Seus resultados refletiram meu trabalho na UCSC. O grupo que recebeu a sessão placebo não teve benefícios e todos no grupo de teste tiveram um alívio profundo da dor (busque por *Quantum-Touch Adara study*).

Os resultados do Toque Quântico básico podem ser surpreendentemente variados e notáveis. Você pode ler muitas histórias contadas por alunos e praticantes no fórum do *site* <QuantumTouch.com>. Às vezes eu levava uma câmera nos cursos e gravava algumas das experiências de meus alunos. Seguem alguns destaques que podem ser vistos em vídeos em nosso canal QuantumTouch no YouTube.com:

Uma mulher foi diagnosticada com uma artrite reumatoide grave e disseram que ela ficaria cega e em uma cadeira de rodas dali a um ano. Ela passeia com seu cachorro por quilômetros agora. (Busca no YouTube: *Quantum-Touch healing rheumatoide arthritis.*)

- Uma mulher com esporão no calcanhar e fascüte plantar tão dolorosíssimos que quase precisava de uma cadeira de rodas. Ela logo ficou bem com o TQ. (Busca no YouTube: *Quantum-Touch healing plantar fasciitis.*)
- Os médicos insistiam em amputar uma perna, o joelho, o tornozelo e o pé. No entanto, as cirurgias se tornaram desnecessárias. (Busca no YouTube: *Quantum-Touch saving a leg twice.*)
- Por causa de uma perna quebrada, o pé de uma mulher virou para o lado. Ela o endireitou na sala de espera ao fazer o TQ em si mesma e não precisou recolocá-lo no lugar. (Busca no YouTube: *Quantum-Touch healing a broken leg.*)
- 99% dos cavalos adormecem quando recebem sessões de Toque Quântico. (Busca no YouTube: *Quantum-Touch horses.*)
- A má-formação congênita de uma mulher é curada no primeiro dia de sua primeira aula de TQ. (Busca no YouTube: *Quantum-Touch healing birth deformity.*)
- A dor ciática crônica grave é curada. (Busca no YouTube: *Quantum-Touch chronic sciatica.*)
- Ajudando os recém-nascidos com má-formação no crânio, com a instrutora de TQ2 Kim Luchau. (Busca no YouTube: *Quantum-Touch newborns with misshapen heads.*)
- Ajudando recém-nascidos com problemas respiratórios em minutos, com a instrutora de TQ2 Kim Luchau (Busca no YouTube: *Quantum-Touch newborns breathing problems.*)

Descoberta e Formação

- A filha de um homem fechou completamente uma porta na mão dela e ficou totalmente sarada em minutos. (Busca no YouTube: *Quantum-Touch healing a hand.*)
- Uma lesão grave no ombro é curada em minutos. (Busca no YouTube: *Quantum-Touch healing shoulder injury.*)
- Os médicos disseram à filha que sua mãe logo morreria. No entanto, depois de receber sessões de TQ, ela melhorou e sobreviveu. (Busca no YouTube: *Quantum-Touch when the doctor says.*)
- Os médicos diagnosticaram muitas úlceras. Logo depois, sem úlceras. (Busca no YouTube: *Quantum-Touch ulcers.*)
- De um dedo do pé quebrado bem roxo e inflamado a dançar horas depois. (Busca no YouTube: *Quantum-Touch broken toe no problemo.*)
- Ajudando a combater o mal de Parkinson. (Busca no YouTube: *Quantum-Touch helping Parkinson's.*)
- Uma mãe não precisa de analgésicos para o câncer. (Busca no YouTube: *Quantum-Touch cancer pain relief.*)

Estas não são histórias raras. Quando estou em uma sala de graduados em Toque Quântico que usam o trabalho há algum tempo, histórias como essas são comuns.

Para muitos, isso já seria sucesso suficiente. Mas eu acreditava que, por melhor que esse trabalho fosse, deveria haver algo mais... alguma coisa depois disso. Eu me perguntava o que poderia ser. Ensinei e pratiquei o Toque Quântico por mais de três décadas, o tempo todo me perguntando: "Até onde podemos ir? O que mais é possível?". Eu queria que a próxima descoberta fosse completamente extraordinária, não apenas uma extensão do que veio antes.

Uma grande descoberta em 2009

Depois de jantar com alguns amigos, eles me pediram para demonstrar como o TQ poderia ajustar o alinhamento dos quadris facilmente com apenas um toque suave. Meu amigo Brian disse: "Aposto que você pode fazer isso sem nenhum toque". Embora eu tenha ficado surpreso por nunca ter tentado, fiquei ainda mais ao descobrir que, de alguma forma, eu já sabia como fazer isso! Em segundos, testemunhei os quadris se alinhando perfeitamente sem usar nenhum tipo de toque. Essa foi uma revelação enorme para mim! E me senti obrigado a testá-la mais.

Fiquei tão animado que testei essa habilidade literalmente milhares de vezes durante os meses seguintes. Eu praticava em várias pessoas todos os dias, em cafés e lojas, em festas e em qualquer lugar aonde ia. E eu sempre ficava de queixo caído porque continuava a funcionar! Funcionava mesmo se eu não tivesse confiança e apenas onde eu colocava a minha atenção.

Por muitos motivos, meu teste favorito era ajustar os desníveis e as torções nos quadris das pessoas. Tanto o desnível dos quadris quanto o da base do crânio (a protuberância occipital ou osso occipital) são fáceis de medir em segundos se você souber como. Só é preciso ter um pouco de orientação e prática para fazer isso com facilidade. Os quadris e o osso occipital não se corrigem ou ficam nivelados sozinhos, principalmente com a pessoa de pé. Acredita-se, em geral, que se precise de força, enquanto o paciente está deitado, para ajustar e alinhar esses ossos.

Em todos os casos, não me esforcei nem um pouco para convencer as pessoas de que o que estava prestes a fazer funcionaria mesmo. Eu costumava falar algo como: "Deixe-me ver se posso ajustar seus quadris" ou "Deixe-me tentar ajustar seus quadris sem tocar em você" em vez de "Isto funciona e você precisa aceitar e acreditar em mim".

Minhas observações:

- Consegui fazer isso quase 100% do tempo independentemente de outros fatores.
- O ceticismo das pessoas nas quais trabalhei não teve impacto nos resultados.
- Quando demonstrei isso diante de um grupo de médicos ou quiropráticos, minha falta de autoconfiança não afetou minha habilidade de fazer o trabalho e impressioná-los.
- Outros profissionais da saúde qualificados validaram minhas medições em várias ocasiões.
- Se eu me concentrasse na frente dos quadris, ajustaria apenas esse local e da mesma forma acontecia com a parte de trás dos quadris. Só funcionava onde eu colocava minha atenção.
- Esses ajustes duravam apenas alguns dias antes de as pessoas precisarem de um novo ajuste. (Isso até eu conhecer Don McCann, fundador da Terapia Energética Estrutural, que me mostrou uma forma de usar meu trabalho para fazer o ajuste se manter indefinidamente. Há mais sobre isso no capítulo 19.)

Resumindo, eu poderia de repente fazer sessões de cura de três a cinco vezes mais rápido sem nem tocar a pessoa. Essa nova habilidade me deu uma liberdade profunda e uma facilidade na cura que eu jamais tinha sentido ou imaginado antes. Com a experimentação, descobri que as possíveis aplicações deste trabalho pareciam infinitas. Tudo que eu pudesse fazer com o Toque Quântico básico, podia fazer agora sem toque e com maior velocidade e facilidade!

Descoberta e Formação

A grande novidade é que eu por acaso me deparei com o que meu amigo e coautor Chris Duffield reconheceu como "um novo sistema operacional humano". Acabou sendo um novo modo de ser e fazer as coisas no mundo, expandindo-se muito além de nossos antigos limites. Tornou-se um novo modo de definir o que significa ser humano. O Novo Homem.

Há uma suposição geral na ciência e na sociedade de que as pessoas não conseguem influenciar o mundo externo com seus pensamentos e sua consciência. Os céticos gostam de fazer piada com a ideia de que os processos internos das pessoas poderiam influenciar o mundo. Eles chamam isso de "pensamento mágico" e logo dispensam qualquer um tolo o bastante para considerar uma coisa dessas.

No entanto, quando aprendemos a usar essas técnicas do Toque Quântico, principalmente sem o toque, isso desafia nossa arrogante visão materialista do mundo. Nosso amor e consciência têm um impacto na realidade externa? Agora sabemos que a resposta surpreendente é "SIM".

Por mais surpreendente que essa descoberta tenha sido para mim, eu estava prestes a descobrir novamente que era só o começo.

Outra revelação

Em 19 de maio de 2011, fui o palestrante convidado na reunião mensal do Smart Life Forum, um grupo da área da Baía de São Francisco interessado em saúde e longevidade. Depois de Chris me apresentar, eu me vi falando para um grupo atento de umas cem pessoas. Contei sobre o Toque Quântico e como eu o desenvolvi, incluindo meu novo trabalho sem o toque. Como sempre, falei sobre algumas das coisas que ele proporcionou para as pessoas e como ele desafia os paradigmas predominantes da física, da química, da biologia e de tudo o mais.

Enfim, era hora de uma demonstração. Comecei demonstrando repetidas vezes que podia ajustar os quadris sem tocá-los, para satisfação do público.

Daí me deu vontade de fazer um experimento. "Agora, eu gostaria de tentar ajustar ao mesmo tempo todos nesta sala que quiserem. Se vocês quiserem participar, levantem-se, por favor". Quase todo mundo levantou. "Maravilha!"

Antes de começar, medi rapidamente o alinhamento do quadril de sete ou oito pessoas da fileira da frente. Todas elas tinham vários graus de desalinhamento. Então, fiquei quieto por uns 20 segundos com os olhos fechados, trabalhando no grupo todo. Imediatamente, medi de novo as sete ou oito pessoas da frente e em todos os casos os quadris agora estavam nivelados. Houve um burburinho no público. Depois da palestra, muitas outras pessoas, incluindo algumas que estavam sentadas atrás, vieram me dizer que sentiram sua postura mudar ou experimentaram vários outros tipos de cura naquela curta sessão.

Foi minha primeira vez usando essa técnica em um grande número de pessoas ao mesmo tempo. Embora eu achasse que isso provavelmente funcionaria, fiquei um tanto chocado por ter funcionado. Agora acredito que todos com um treinamento em Toque Quântico podem fazer o mesmo. Alguns de meus instrutores avançados de TQ agora fazem essa mesma demonstração em palestras públicas. Nós descrevemos toda a técnica no capítulo 16 deste livro para você testar.

No calçadão de Santa Monica

Tempos depois, ver resultados rápidos com uma grande variedade de condições ficou absurdamente fácil para mim. Em julho de 2011, resolvi fazer um vídeo sobre meu trabalho em um cenário divertido com muita gente, a 3rd Street Promenade, em Santa Monica. Como acontecia uma feira sobre saúde, achei que mais pessoas se interessariam em tentar o Toque Quântico. Abordei várias pessoas, perguntando se sentiam dor e, se sentissem, se elas queriam que eu trabalhasse nelas. Naqueles que queriam, eu apliquei uma sessão de energia de um a três minutos de TQ, sem toque. Alguns tinham dor crônica, enquanto outros tinham doenças ou lesões. Vi muitos resultados de redução de dor em todos. Não cortei ninguém do vídeo. Os únicos não mostrados foram aqueles que quiseram as sessões, mas pediram para não serem gravados. (Busca no YouTube: *Quantum-Touch Dr. Oz and my world*.)

Bem-vindo ao meu mundo! O Toque Quântico funciona tão bem e com tamanha consistência que não me surpreendo mais quando funciona, mas, sim, nas raras ocasiões em que *não* funciona.

Na conferência Towards a Science of Consciousness

Em 2010, estive em uma conferência internacional sobre a consciência em Tucson com meu amigo e coautor Chris Duffield. Lá estavam muitos cientistas e filósofos interessados, em geral, na função cerebral e nos mistérios da consciência. Achei que haveria muitos interessados em meu trabalho e eu estava ansioso por encontrá-los.

Em uma noite de exposição, eu estava no corredor segurando um grande letreiro que Chris e eu fizemos. Nele dizia: "A consciência afeta a matéria: demonstração grátis".

Um cientista cético me abordou com os braços cruzados e perguntou: "Então, o que você tem aí?".

Respondi: "Vou tentar alinhar sua postura sem tocar em você e só o medirei antes e depois para ver se funcionou". "Isso é impossível", ele bufou.

Sorri. "Maravilha! Espere um segundo. E, para me desafiar ainda mais, trave seus quadris, por favor".

Eu o medi e lhe disse que ele estava mais desalinhado do que quase todo mundo que eu já tinha visto. Ele travou os quadris. Fiquei a mais ou menos um metro de distância dele, concentrei a energia por uns dez segundos e depois o medi de novo.

"Viu? Você está totalmente alinhado agora!", disse a ele.

Ele pensou por um momento e disse com um zombeteiro ar de superioridade: "Mas é claro! Você usou psicologia reversa em mim".

Eu sorri: "Bem, essa é uma hipótese muito interessante. Você se considera um cientista empírico ou baseado na fé?".

"Empírico, claro", ele respondeu com desdém. Então sugeri: "Maravilha, então por que não testamos sua hipótese e você me observa fazer isso mais umas cinco ou dez vezes para ver se eu uso psicologia reversa?".

Ele ficou em silêncio por um momento e depois disse: "Ei, se eu passar a acreditar que isso acabou de acontecer, então tudo que sei sobre ciência desmoronaria ao meu redor como um castelo de cartas".

Retruquei: "Bem, por ser um cientista empírico, você não quer deixar as cartas caírem onde quiserem?". Ele parou, pensando por um momento, e disse: "Hoje não!", e simplesmente saiu.

Quando você aprender e praticar as técnicas deste livro e começar a demonstrar que a consciência pode influenciar a realidade externa, muitas pessoas que você encontrar podem ter uma postura hostil ou defensiva. Não tenha medo de tentar isso com os céticos. Apenas saiba que a reação deles não é nada contra você, mas, sim, por causa deles e de suas crenças limitadas. Eles costumam acreditar que sua atitude bloqueará o poder de sugestão. (O que por si só já parece um pensamento mágico!) No entanto, eles não fazem ideia de como bloquear a energia e não conseguem fazê-lo. Isso me lembra a imagem de um homem que segura um guarda-chuva aberto, crente de que não se molhará, e não percebe que está mergulhado até o pescoço na água.

Então eu preciso avisá-lo que, quando você aprender a usar essas habilidades, sua vida mudará para melhor. Mudará de formas tão boas que lhe trarão mais liberdade e capacidades. Assim como aconteceu comigo, suas próprias experiências de choque vital desafiarão suas crenças e abrirão seu coração. O mundo se tornará um lugar muito mais interessante para você.

Continuando... ■

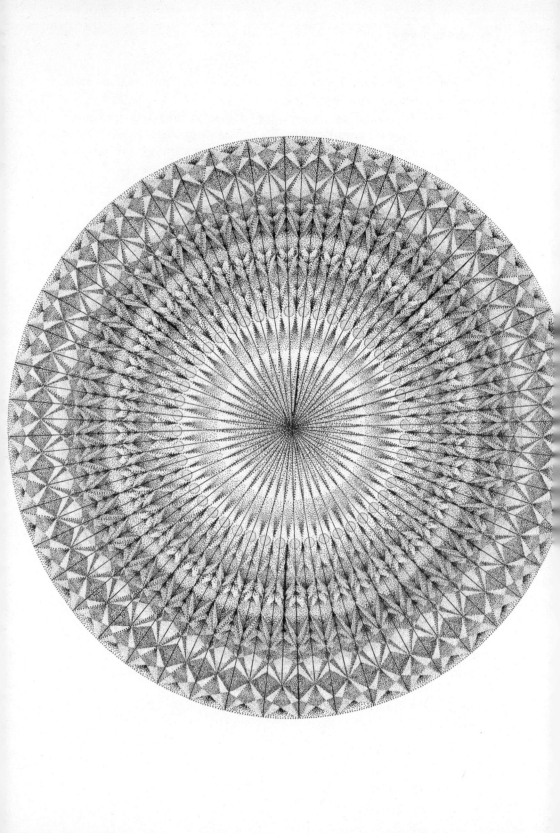

Parte I

Capítulo 3

Ressonância, Força Vital e Toque Quântico

Acho que a energia e o uso dela na cura serão a maior fronteira da medicina na próxima década.

Dr. Mehmet Oz

Começa com amor

O trabalho de cura tem tudo a ver com amor, e o praticante aprende a formar um campo vibratório desse amor. Esclarecendo, quando eu digo "amor", não falo no sentido tradicional daquele tipo que uma mãe sente por um filho, o marido por sua mulher, ou sobre um querubim alado com arco e flecha. Falo de uma forma mais básica, mais inata e intrínseca.

Você já observou crianças brincando? Elas parecem sempre dizer: "Olha pra mim!". Seja você da cultura da criança ou de qualquer outra cultura, fale o idioma dela ou não, se você sentar lá e apenas a observar, ela se sentirá amada. Ao simplesmente dar atenção a uma criança, você sentirá automaticamente um ato de amor. Chamo isso de amor não aculturado ou não associativo, porque não tem nada a ver com seu histórico, sua raça, religião, política ou outras crenças que possa ter. O Toque Quântico é sobre estar presente, o que é uma expressão da sua essência.

Também chamo isso de amor precondicional, pois acredito que sua natureza e essência são feitas do tecido desse amor. Você acreditar nisso ou não é irrelevante. Esse amor é a natureza essencial de seu ser e passa por suas mãos, independentemente de seu humor. Sua energia fundamental, instintiva e mais básica é a do amor. Você não precisa trabalhar nela – ela é o que você é. Assim como uma rocha não precisa tentar ser mais rochosa e a água não precisa tentar ser mais molhada, nós não precisamos ter mais essência de amor. Podemos, no entanto, tentar descobrir e reconhecer quanto há realmente dele.

Habilidades básicas do Toque Quântico

Antes de aprender as habilidades do Toque Quântico Nível II (TQ2) neste livro, você precisa ter pelo menos um pouco de experiência com as habilidades básicas do Toque Quântico (TQ1). Este capítulo serve para isso. Lê-lo e fazer alguns exercícios simples de TQ1 podem ajudá-lo a se preparar para ter sucesso com o TQ2.

Além disso, recomendo aprender mais sobre o Toque Quântico básico e mais habilidades do TQ1 para acrescentar novas ideias, reforços e profundidade à sua prática do TQ2. As habilidades do TQ1 e do TQ2 são complementares e uma pode reforçar a outra. Há três formas de estudar o TQ1: em meu livro anterior, *Toque Quântico – O Poder de Curar*, em nosso curso de treinamento *on-line* no *site* QuantumTouch.

com ou em um curso presencial de TQ1 ministrado por um instrutor certificado.

Energia da força vital, ressonância, sincronização e inteligência corporal

No TQ1 e no TQ2, aprendemos a amplificar e concentrar a energia da força vital. Essa é a energia esotérica a que costumam chamar de *Chi*, *Ki* ou *Prana* na China, no Japão e na Índia, respectivamente. Ela é considerada por essas culturas como a corrente inspiradora de vida. Em geral, a ciência ocidental ignora ou ridiculariza uma coisa dessas. Mas isso é irrelevante aqui, pois nós apenas praticamos as técnicas do Toque Quântico, sentimos a energia e vemos os bons resultados de cura.

O trabalho de cura do Toque Quântico é efetuado ao unirmos técnicas de respiração e de consciência corporal. Em nosso modelo de trabalho, isso eleva a vibração ou o nível energético do praticante, que se iguala então à vibração ou ao nível energético do paciente. Quando o praticante estiver mantendo um campo forte de energia, ele coloca as mãos nas áreas afetadas do corpo que precisem de cura. Com o tempo, a energia do corpo da pessoa se eleva para se igualar à energia das mãos do praticante e, na maioria dos casos, os sintomas são aliviados ou eliminados rapidamente.

Em nosso modelo de trabalho, isso não se deve a um efeito placebo, mas, sim, a ressonância e sincronização. Quando as coisas vibram em frequências diferentes, há uma tendência a se igualarem ou sincronizarem. Isso pode ser visto em circuitos eletrônicos sintonizados da mesma forma, pêndulos, grilos, vaga-lumes e mulheres no período menstrual.

Gostamos de definir como "curador" a pessoa que estava doente e melhorou, e um "ótimo curador" como alguém que estava muito doente e melhorou rápido. Nós acreditamos que o praticante na verdade não cura ninguém, apenas mantém um campo de energia/informação para a outra pessoa usar a fim de acelerar sua própria cura. Por isso dizemos que toda cura é na verdade autocura.

Como desenvolver as habilidades da consciência corporal

A maioria acha os exercícios a seguir fáceis de realizar, mas alguns podem achá-los difíceis. Não se preocupe se eles não saírem facilmente. Só com a prática você desenvolverá as habilidades, mesmo achando que não consegue.

1º Exercício: Sinta seu Dedo

1. Aponte um dedo para o alto por cerca de dois minutos e sinta o máximo de sensações que conseguir. Harmonize-se à sensação em seu dedo e concentre-se em intensificar sua consciência.

2. Sinta como a pele envolve o dedo. Veja se consegue sentir o sangue correndo por ele. Use sua imaginação e tente sentir como sua unha se assenta em seu dedo. Tente sentir a sensação sob sua unha. A dica é usar sua atenção concentrada para sentir todo o seu dedo.

Seja o que for que sinta está ótimo. Mesmo que não sinta nada, só se esforçar para trazer a atenção para seu dedo é uma habilidade que ajudará, pois a energia da força vital acompanha a consciência corporal.

2º Exercício: Sinta Todo o Seu Corpo

Tente fazer sua consciência varrer todo o seu corpo, dos pés ao topo da cabeça, descendo pelos seus braços, para dentro e para fora por suas mãos. (Veja a ilustração.)

Para aprender a fazer isso, você pode começar sentindo seus pés. Massageie de leve seus pés por um segundo ou peça para alguém fazer isso. Depois de terminar a massagem, tente recriar a sensação nos seus pés apenas com sua intenção.

Então, suba pelas pernas, com movimentos de cerca de 30 centímetros de comprimento. Depois de massagear as duas pernas, recrie a sensação com sua mente. Dessa forma, suba com a massagem e a sensação por todo seu corpo até a cabeça e para baixo de novo por seus braços e suas mãos. Este exercício pode ajudá-lo a aprender a passar sua consciência física por seu corpo só com a intenção.

Para os propósitos deste livro, você não precisa ter tanta proficiência em fazer isso. Mas necessita de alguma experiência em trazer a consciência para seu corpo e gerar a sensação de fazer isso. Este exercício, quando bem feito, pode ser bem prazeroso. Não se preocupe com perfeição. Se você tiver dificuldade para fazer este exercício, só deixe sua mente mover sua consciência com intenção pelas diferentes áreas de seu corpo.

Algumas pessoas nunca desenvolvem a habilidade de sentir a sensação corporal, mas isso não as impede de ter sucesso com o TQ. Apenas faça o seu melhor ao trazer a consciência ao seu corpo.

3º Exercício: Respiração

Uma respiração consciente amplia a energia da força vital. Ao usar o Toque Quântico, respire mais fundo do que o normal. Uma respiração simples 4 × 4 é um bom ponto de partida. Você inspira em quatro tempos e expira em quatro tempos. Respire fundo o tempo todo em qualquer sessão de cura que der. Porém, não respire tanto para não ficar tonto ou atrapalhado. Agora, tente por alguns minutos.

A respiração consciente o ajuda a manter sua energia bem elevada em vez de ter de baixá-la para se igualar à vibração da pessoa em quem você estiver trabalhando. Quem usa esse método de

Modelo para o exercício de consciência corporal

respiração se sente bem e não fica esgotado durante ou depois de uma sessão de cura.

Junte tudo

Pratique a varredura da consciência corporal e da sensação, como na ilustração, para cima em seu corpo inspirando fundo por quatro tempos e para baixo em seus braços e para fora de suas mãos expirando em quatro tempos.

Você pode sentir calor ou formigamento nas mãos. Isso é bom!

Em uma sessão de cura, você faz isso enquanto coloca suas mãos na pessoa, nas áreas gerais de dor, desconforto, doença ou lesão. A energia de cura, amplificada pela respiração, acompanha essas ondas de consciência corporal e sensação.

Assim nós movimentamos a energia para o trabalho de cura com imposição das mãos com o Toque Quântico básico, TQ1. Colocaremos essas habilidades simples de consciência corporal e respiração em ação de uma nova forma no próximo capítulo, no qual as coisas começam a ficar realmente incríveis.

Lembre-se: sempre junte a consciência corporal com a respiração. Isso é fundamental no TQ1 e no TQ2.

A energia é amplificada não só pela respiração, mas também pelo amor sentido. Então, faça o que puder para sentir amor, gratidão, felicidade ou qualquer outra emoção positiva.

Ao desenvolvermos as habilidades do TQ2 no próximo capítulo, eu lhe mostrarei uma nova forma de passar a energia. Mas, por ora, é bom praticar o despertar de todo o seu corpo com a energia da força vital.

Quando estiver fazendo sessões de cura, confiar no processo é vital. Sintomas temporários, como dor ou queimação, podem aparecer durante as sessões de Toque Quântico. Eles fazem parte do processo de cura, mas são bem raros.

A energia da força vital pode acelerar a cura e funciona com uma complexidade e sabedoria além de nossa concepção e compreensão.

A energia acompanha a inteligência natural do corpo para fazer a cura necessária. Às vezes a dor passa de um lugar para o outro. Você pode simplesmente "caçar a dor" no local seguinte, movendo suas mãos para trabalhar nele.

Pratique o que leu e aprendeu neste capítulo por pelo menos 30 minutos. Depois disso, encontre-me no capítulo 4, no qual lhe mostrarei as habilidades principais do TQ2. ■

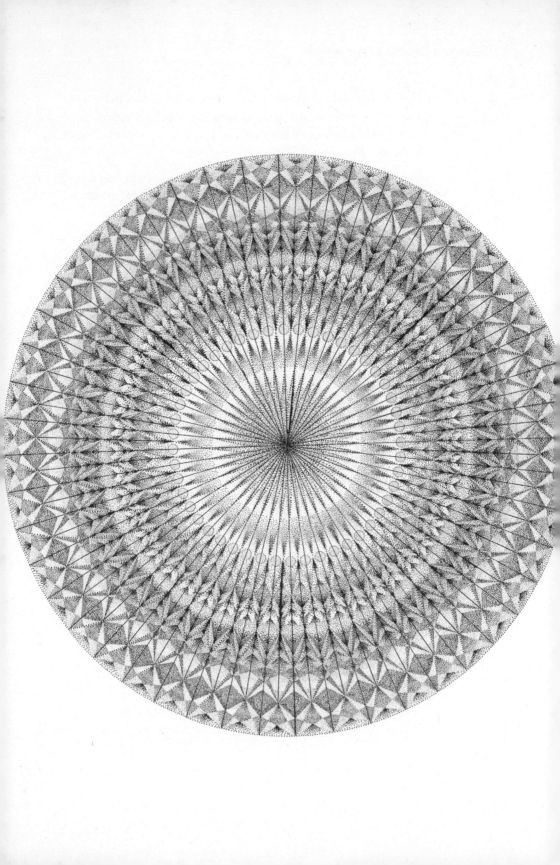

Parte I

Capítulo 4

Como Incendiar o Coração

O coração da cura está no coração.

Richard Gordon

Cura espontânea

Os seres humanos têm habilidades inatas espantosas para curar a si mesmos e os outros em momentos espontâneos que parecem milagrosos, além da compreensão normal, que fogem das explicações da ciência e da tecnologia atuais. Para a maioria das pessoas, esses momentos, se ocorrerem, são destaques raros de suas vidas, vivenciados com uma grande surpresa quando acontecem e lembrados depois com perplexidade e admiração.

Um número muito pequeno de indivíduos em qualquer sociedade desenvolve espontaneamente essas habilidades de cura na infância ou mais tarde na vida. Para eles, momentos de cura extraordinários tornam-se seu padrão cotidiano. Mas esses curadores naturais são tão raros que apenas alguns ouviram falar deles, poucos acreditam no que ouvem e menos ainda aparecem para desfrutar dos benefícios de suas habilidades de cura. E a maioria dos curadores naturais acha difícil ou impossível ensinar ou explicar suas habilidades.

Toda cultura tem muitas histórias difundidas de cura espontânea e de curadores talentosos. Médicos, cientistas e autoridades do serviço de saúde as ignoram como irrelevantes, negam-nas como impossíveis, combatem-nas como sendo hereges ou não lucrativas ou coçam a cabeça questionando o que aconteceu. Na vida normal, a cura espontânea não acontece o tempo todo, mas acontece de verdade. Como e por que isso ocorre? Se soubéssemos, isso talvez ajudasse para ela acontecer com mais frequência para mais pessoas.

Com o TQ2, descobrimos a essência do funcionamento da cura espontânea, temos um meio de acessar essas habilidades de cura diretamente, com força e eficácia, sempre e onde quisermos, e, por fim, com o TQ2, convertemos a cura de um milagre espontâneo raro para um conjunto de habilidades práticas, simples e fáceis de aprender, que podemos usar no cotidiano. Quase todo mundo pode começar a usá-las bem rápido para ter resultados que a maioria nunca imaginou possíveis. Com o mínimo de prática, o TQ2 vira o jogo: em vez de ficarmos surpresos quando a cura acontece, ficamos quando não acontece.

O segredo para acessar essas novas habilidades humanas está em algo que é quase óbvio e inato para nós. Essas habilidades extraordinárias precisam apenas ser reconhecidas e despertadas. Como a maioria dos médicos e cientistas, em geral, não presta atenção nesses assuntos, essa realidade foi ignorada. Entretanto, muitos se depararam espontaneamente com esse campo poderoso em certos momentos de suas vidas, sem entender como chegaram lá. Por incrível que pareça, essas habilidades sempre estiveram entre nós, mas permaneceram dormentes por falta de compreensão, uso ou atenção. Vamos explorar esse campo e aprender como você pode descobrir e estimular essas habilidades dentro de si. Tudo isso até o fim deste capítulo!

Falei para milhares de pessoas ao longo dos anos e muitas delas me contaram histórias que são na verdade uma mesma história fascinante com inúmeras variações. As pessoas que as compartilham vêm de uma série de lugares, mas tiveram experiências incrivelmente muito semelhantes.

No geral, a história é mais ou menos assim: um amigo ou parente querido está muito doente ou lesionado e a pessoa em questão está bem interessada em ajudar. Sem qualquer conhecimento ou experiência, ela coloca as mãos no amigo. Então, *voilà*, acontece uma cura milagrosa! Porém, na próxima vez que essa pessoa tenta auxiliar na cura, o pretenso curador nota muito pouco ou nada acontecendo, e pode se sentir cansado e esgotado. Ele fica então desencorajado e desiste de outras tentativas.

Neste capítulo, explicaremos esse mistério da cura acelerada espontânea e ensinaremos como acessar a energia necessária que permite e possibilita sua ocorrência. Além disso, você não precisa ter uma crise, estar inspiradíssimo, ser extraordinariamente talentoso ou até ser íntimo da pessoa para conseguir.

Energia cardíaca

Escrevi em meu livro *Toque Quântico – O Poder de Curar*: "O coração da cura está no coração". Francamente, nessa época eu não sabia quanto isso era verdade. Sem querer, achei a essência do próximo passo do Toque Quântico. O coração é MESMO o coração da cura!

Examinemos as experiências das pessoas que participaram de curas espontâneas e aparentemente milagrosas. Um tema recorrente é a compaixão sentida pelos curadores, que querem desesperadamente aliviar o sofrimento de um ente querido. O amor pessoal muitas vezes estava na equação, mas, mesmo quando não estava, eles conseguiam acessar um estado de gratidão profunda, inspiração, paz interior ou ligação espiritual. Imagine o grau do desejo e da vontade de quebrar as regras da realidade de uma mãe quando ela levanta um carro de cima de seu filho e você terá uma ideia da forte mudança de consciência que facilitou as curas.

Vimos no capítulo anterior que podemos elevar a energia da força vital com consciência corporal e respiração e então orientá-la para a cura com nossas mãos e intenção.

Mas há outra forma. No TQ2, usamos o que chamamos de "energia cardíaca", a consciência corporal e o amor que sentimos na área do coração. É a energia amorosa, às vezes quente ou formigando, profunda e energizante, que sentimos no centro do peito. Nós a intensificamos e a juntamos com nossa respiração e, então, a levamos com nossa intenção para a cura. O uso das mãos é opcional no TQ2. Afinal, o toque não é essencial. E achamos que a distância não importa.

No TQ2, usamos a energia cardíaca e o amor, amplificados pela respiração e concentrados com intenção. Se pudermos atrelar bastante amor e intenção, conseguiremos fazer coisas que podem desafiar a lógica do nosso mundo.

O que é a energia cardíaca? Muitos querem entendê-la de um modo materialista identificando-a com o campo eletromagnético do coração ou talvez a variabilidade da frequência cardíaca. Essas medidas com certeza têm seu valor e podem mesmo ter relação com os efeitos da cura. Porém, se quisermos encontrar a verdadeira magia da cura cardíaca, precisamos ir além desses fatores físicos. As qualidades física, mecânica e eletromagnética do coração não explicam a existência da energia cardíaca e a cura poderosa que ela pode gerar.

O eletromagnetismo nem começa a explicar o que acontece aqui, pois a proximidade do praticante ao paciente não é relevante. A luz e o eletromagnetismo incidem inversamente ao quadrado da distância da fonte. Por exemplo, uma luz a cinco pés (1,52 metro) de distância de um objeto (5 × 5 = 25) tem *quatro vezes* a iluminação de uma luz idêntica a apenas o dobro da distância do objeto, dez pés (3,04 metros) (10 × 10 = 100) e *mil vezes* a iluminação de uma luz idêntica a apenas 32 vezes a distância, ou 160 pés (48,7 metros) (160 × 160 = 25.600). Se a proximidade do paciente fosse um fator importante, então você ia sempre querer tocar a pessoa, e a cura a distância seria impossível. Este não é o caso aqui, visto que, com o TQ2, a distância do paciente é simplesmente irrelevante.

De novo, o que é energia cardíaca? Para falar a verdade, não sabemos bem o que ela é. Mas podemos senti-la como uma sensação corporal, usá-la como se a entendêssemos e demonstrá-la com o que ela faz. Quando afastamos qualquer descrença que temos por um momento, amplificamos essa sensação de energia cardíaca e agimos como se ela fosse real e pudesse realizar coisas no mundo externo, na maioria das vezes, ela realiza. Isso é realmente espantoso a princípio, mas, depois de convivermos com ela por algum tempo, ela se torna nossa nova normalidade.

Na verdade, acontece o mesmo com a eletricidade. Nenhum físico, nem mesmo o melhor, sabe na realidade o que é um elétron ou por que ele existe. Mas podemos medir os efeitos dos elétrons, temos modelos de trabalho para entendê-los e os usamos todos os dias para fazer muitas coisas práticas. Nos primórdios da eletricidade, as pessoas ficavam espantadas, mas agora nem nos importamos mais com suas capacidades e realidades maravilhosas.

Agora, então, vamos aprender como sentir, amplificar e usar a energia cardíaca.

Energia cardíaca – início

Dividi estes exercícios em pedaços para você entender bem e aprender cada uma das habilidades necessárias. Trabalhar com a energia cardíaca e direcioná-la não é nada complicado, quando você sabe como fazer. Logo fica automático, como caminhar, andar de bicicleta ou dirigir.

1º Exercício: Desenvolver a Energia Cardíaca

Comece com algumas varreduras pelo corpo todo, como ensinamos no capítulo anterior, e desenvolva o máximo de energia e sensações que puder.

Concentre-se em seu coração, seu campo cardíaco. Não o órgão em si, batendo desde sua vida uterina, mas a área próxima a ele e ligada a ele, no centro do peito. Leve toda sua atenção ao campo cardíaco. No sistema de chacras, este é seu quarto chacra. Observe a sensação física de sua consciência. Sinta a área tão profunda e plenamente quanto puder.

Depois, enquanto traz sua consciência para o coração, também traga seu amor e como você o sente, como uma sensação física. Tente deixar as sensações físicas de amor aumentarem quanto for possível as sensações em seu coração.

Todas as emoções provocam sensações no corpo, e é assim que identificamos nossas experiências emocionais. As sensações emocionais costumam ser sentidas da garganta para baixo, até o torso. Aqui focamos em sentimentos de amor no campo cardíaco.

Você pode querer se lembrar de uma experiência de amar alguém ou algo. Pode ser um amor por uma criança, pelos pais, por um lugar, um animal de estimação ou quem ou o que mais você realmente adorar.

Mergulhe fundo em seu coração para sentir esse amor. Sinta a apreciação, a inspiração e a adoração fisicamente em seu coração.

Inspire para dentro de seu coração.

Deixe a energia do amor lá, deixe-a lá completamente...

Deixe seu amor ficar em seu coração. Estar presente em seu coração.

Mova a energia de trás para a frente e de volta, de cima para baixo e de volta, de um lado para o outro...

Se quiser, pode girar a energia nos sentidos horário e anti-horário, em muitas direções diferentes e com várias velocidades.

Sinta a energia de seu amor irradiar suavemente em todas as direções. Renda-se ao amor. Sinta a força dele.

Deixe a energia cardíaca se expandir; deixe-a crescer cada vez mais. Deixe-a se expandir como um campo do tamanho de todo seu corpo... Deixe-a encher a sala e se espalhar ainda mais.

Sinta a energia irradiar de seu coração e envolver seu corpo, espalhando-se em todas as direções.

Deixe o amor inundá-lo, preenchendo o espaço de seu coração cada vez mais...

2º Exercício: Como Juntar a Energia Cardíaca à Respiração

Depois, junte sua respiração mais diretamente com a sensação em seu peito. Mentalize-a em seu coração. Visualize a formação de um campo de energia mais forte. Lembre-se: a energia acompanha o pensamento. Faça também um exercício de consciência corporal, levando sua energia dos seus pés até o topo da cabeça. Coloque uma mão ou as duas no coração. Envie a energia correndo por seus braços e mãos, abastecendo seu coração com ela.

Agora, abra seu peito. Sente-se ou fique de pé com as costas retas (sem se curvar). Relaxe os ombros. Enquanto solta os ombros, inspire fundo e sinta os músculos do peito relaxarem.

Sinta a energia deixando seu coração em todas as direções, expandindo-se. Deixe o amor inundá-lo, preenchendo o espaço de seu coração.

Você pode continuar com essa sensação enquanto faz suas tarefas cotidianas ou conversa com alguém. Com a prática diária, observe como pessoas e animais reagem a você. Observe como o fluxo de vida ao seu redor parece mudar. Preste atenção à mudança em sua percepção dos acontecimentos.

3º Exercício: Adaptando Seu Esterno para um Coração Aberto

Você pode ajustar seu esterno um pouco colocando seu peito ligeiramente para a frente ou para trás. Se você jogar os ombros só um pouquinho para trás, força o peito para a frente e o esterno levemente para cima. Isso estimula uma sensação e a atitude de ter um coração mais aberto. Se você jogar muito os ombros para trás, as pessoas podem considerá-lo convencido ou arrogante; portanto, é melhor ter moderação. Se você jogar os ombros para a frente só um pouquinho, o peito vai para dentro e o esterno abaixa levemente. Você pode observar que isso intensifica as conversas íntimas. Embora não seja essencial quando a energia cardíaca percorre seu corpo, jogar os ombros para trás e o peito para cima só um pouco ajuda a aumentar sua sensação de coração aberto e, com isso, você expressa sua intenção com mais confiança.

4º Exercício: De um Coração a Outro

Neste ponto em meus cursos de TQ2, peço para as pessoas ficarem em pares por alguns minutos (de quatro a dez minutos) em um exercício simples para amplificar e sentir a energia cardíaca.

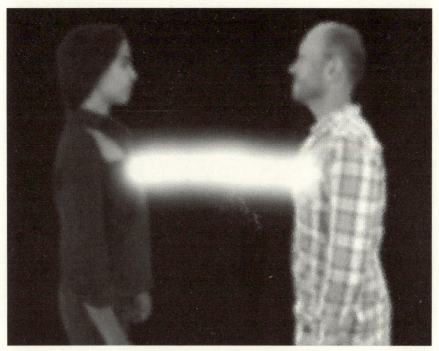

Exercício De um Coração a Outro

Se você estiver aprendendo o TQ2 com alguém, fiquem de pé de frente um para o outro a uma distância social normal de mais ou menos 90 centímetros a 1,50 metro. Prepare um cronômetro, se tiver, e comecem.

Ao mesmo tempo, elevem um pouco seus esternos para abrir o coração, sentir sua energia cardíaca, amplificá-la com a respiração e irradiá-la com intenção olhando para o campo cardíaco da outra pessoa, seu esterno, no centro superior do peito. Isso cria uma onda de resposta positiva na qual a energia cardíaca de uma pessoa amplifica a da outra, e vice-versa. A energia cardíaca realmente incendeia! Essa experiência pode ser bem profunda e quase todo mundo pode senti-la.

Se vocês estiverem a quilômetros de distância um do outro, tente fazer isso em um programa de bate-papo com câmera como o Skype. Ainda vai funcionar.

Se você estiver aprendendo o TQ2 sozinho, pratique este exercício na frente do espelho. Irradie energia cardíaca, orientada pelo seu olhar, para seu próprio campo cardíaco refletido no espelho.

Este exercício é um ponto decisivo surpreendente em todo curso de TQ2. É o momento em que a energia cardíaca deixa de ser apenas palavras ou uma ideia para se tornar uma experiência bem real para as pessoas. Antes deste exercício, as pessoas estão interessadas e esperançosas. Depois dele, elas ficam empolgadíssimas e com um fogo de aprender e sentir mais.

Defina sua intenção

Agora que você juntou toda essa energia cardíaca, o que quer fazer com ela? Na verdade, normalmente você vai decidir no que quer trabalhar primeiro, antes de estimular a energia cardíaca. A menos, é claro, que você já fique constantemente nesse estado inflamado! Talvez alguém lhe peça uma cura. Ou talvez você veja algo no mundo que queira curar ou melhorar. É bom começar com algo pequeno, enquanto você desenvolve suas habilidades e ganha confiança. Talvez vá querer ajudar a acertar a postura de alguém, curar uma dor de cabeça, dores musculares ou alguma outra dor aguda ou desconforto.

Resolva o que quer fazer. **O que** quer que aconteça? **Onde? Quando? Para Quem?** E talvez até **Por quê?** Mas você não precisa perguntar **Como?**, porque a aparente inteligência do corpo e do Universo pode cuidar disso, bem como de todos os detalhes que deixar de lado ou esquecer de especificar. Você pode visualizar o que quer, ou simplesmente dizer em voz alta ou pensar. Quando você está aprendendo, olhar para a parte do corpo da pessoa que estiver com dor ou desalinhada costuma ajudar. Só o olhar já pode indicar uma intenção de cura.

Concentre-se mental e fisicamente na sua intenção. Mas relaxe, porque o que importa não é a intensidade de sua intenção, mas, sim, a intensidade da energia cardíaca.

Esse momento de definir a intenção é bem parecido com o momento em que você decide movimentar seu braço, mas antes de ele realmente mexer. A neurociência nos mostra que acontece muita coisa no cérebro nesse momento. Alguns circuitos neurais imaginam onde seu braço está no espaço, outros decidem para onde mexê-lo, uns veem se há algum obstáculo no caminho e outros ainda planejam e ensaiam o movimento necessário para colocar o braço lá. No momento seguinte, mais circuitos executarão e monitorarão o movimento completo. Mas toda essa complexidade é inconsciente e você nem precisa saber disso. Você só resolve mexer seu braço e ele se mexe. Quando você era um bebê, mexer seu braço era uma tarefa nova e desafiadora, mas agora é tão automático que você nem percebe.

Da mesma forma, quando você define sua intenção para usar a energia cardíaca para a cura, provavelmente há um monte de coisas complicadas rolando "por baixo dos panos" no corpo, cérebro, mente e espírito em você e no seu amigo, além de toda a realidade interna e externa. Mas, assim como acontece quando você mexe seu braço, não é preciso conhecer as complexidades e os mecanismos. Você apenas define sua intenção, conectando-a com a energia cardíaca e a respiração, e, muito provavelmente, coisas maravilhosas acontecerão. Com um pouco de prática, isso fica fácil e automático, como mexer seu braço.

Tudo bem, agora você está pronto.

5º Exercício: Junte Tudo

Agora que você tem todos os ingredientes, chegou a hora de combiná-los.

Primeiro defina sua intenção de cura. Trabalhem um de cada vez. Se estiver sozinho, olhe-se no espelho e tente aliviar uma dor ou desconforto ou apenas ter mais energia. Para uma primeira experiência, cinco a dez minutos por pessoa do processo a seguir já bastam. Acione um cronômetro, se tiver, e comecem.

Transfira sua atenção para seu coração. Leve o máximo de sensação física possível para seu campo cardíaco e misture-a com sua habilidade de sentir amor, adoração, inspiração e/ou gratidão. Junte essa sensação à sua respiração e amplifique-a. Eu gosto muito de sentir um brilho físico no campo cardíaco por causa da minha atenção ao acessar adoração, paz, amor ou até mesmo bem-estar. Muitas pessoas gostam de usar a técnica "o que você mais ama", que eu ensinei no primeiro livro sobre o Toque Quântico. Você apenas se liga a alguém ou algo que ama.

Por fim, enquanto continua a gerar a sensação e a energia no coração, amplifique-a com a respiração e a direcione com a intenção, em geral com os olhos abertos, para onde quiser emaná-la. A cada respiração, principalmente na expiração, envie a energia de seu coração, com uma intenção concentrada, para onde quer que ela vá, para fazer o que quiser que ela faça. Continue por alguns segundos, minutos ou pelo tempo que precisar, até você ver resultados ou sentir que acabou por ora. Repita quando precisar, sempre que parecer certo.

É isso, essa é a essência do Toque Quântico Nível II.

Alguma coisa aconteceu? Como você se sentiu enquanto acontecia? E como se sente agora? As respostas que costumamos ouvir são "Sim!", "Muito bem" e "Ótimo!".

Frisando, aqui está um resumo dos três passos:

Gere e sinta uma sensação de amor intenso em seu campo cardíaco – a energia cardíaca.

Junte e amplifique essa sensação de energia com sua respiração.

Direcione a energia cardíaca com sua intenção, principalmente a cada expiração, para onde você quiser trabalhar e curar.

Com um pouco de prática, esses três passos se tornam um processo fácil e natural no qual você não precisa nem pensar. Assim como mexer seu braço, isso vira uma habilidade que você pode usar a qualquer momento, sempre e onde quiser ou precisar.

Olhos abertos

Muitos preferem fazer vários tipos de energizações com os olhos fechados. Se você fechar seus olhos e eu lhe pedir para visualizar um ponto na parede, você provavelmente vai conseguir. É uma tarefa relativamente simples. Mas, alguns minutos depois, provavelmente sua mente vai se distrair e sua visão mudará. No fim, você ficará completamente distraído ou até pegará no sono. Mas, se eu pedir para você mirar em um ponto na parede, com os olhos abertos, vai conseguir fazer isso e permanecer focado por quanto tempo quiser. Os olhos têm a capacidade de manter o foco. O olho interno pode imaginar muito bem, mas vai se distrair. Portanto, enquanto você não aprender as técnicas de visualização adicionais a seguir neste livro, use apenas seu olhar fixo para manter o foco no que você quiser curar.

Você não envia energia com seus olhos. Seu olhar fixo apenas serve como um sistema de mira para a energia cardíaca. Com os olhos abertos, você presta atenção com intenção. Mesmo quando trabalha internamente no corpo, você pode focar em um ponto fora da área e imaginar o interior.

Leve seu amor à área que quer curar. Deixe a energia e o amor fluírem de seu coração para o alvo com seus olhos. Pense na sua intenção de levar energia de cura à área para onde olha. Apenas use sua vontade e intenção, mirando com seu olhar fixo, para levar as sensações cardíacas de amor geradas por você à área que pretende curar.

Você não trabalha para controlar o resultado. Você não pode curar alguém mais do que pode digerir seu almoço. No nosso modelo de trabalho para o TQ2, você cria um campo de energia e o envia para o corpo do paciente. Dentro desse campo, o corpo desenvolverá uma ressonância para se curar.

Uma intenção concentrada, saída do coração, é a versão atualizada da técnica da "ressonância amplificada" que ensinei em meu primeiro livro sobre o TQ, *Toque Quântico – O Poder de Curar*. Você faz de coração, e o amor e a energia enviados realizarão tanta cura quanto o corpo estiver pronto para receber. Às vezes não acontece no tempo pretendido nem de acordo com nossas expectativas. Não se prenda aos resultados, e apenas envie amor. O corpo e o Universo farão o resto.

Colocando em prática: como alinhar ossos sem toque

Eu falo muito em alinhar a estrutura esquelética do corpo com o TQ2. Esse pode não ser o uso mais interessante ou valioso deste trabalho, mas tem três aspectos importantes. Quando você o realiza, fica visível a olho nu ou palpável, ninguém consegue fingir e funciona quase 100% das vezes. As pessoas podem ser influenciadas apenas pela sugestão de sentir e dizer que sua dor diminuiu. Porém, aquelas com a pélvis torta não têm a habilidade de se ajustar espontaneamente, principalmente de pé.

Se você não tinha reparado nisso, pode se surpreender ao saber que a maioria das pessoas tem os quadris desalinhados, a pélvis torta. Embora o motivo para isso não seja claro, essa torção é conhecida nos campos da fisiologia, da massoterapia, da quiropraxia e da osteopatia. O ilíaco esquerdo costuma ser mais alto na frente e o direito mais alto atrás. Quiropráticos me disseram que os quadris não se ajustam sozinhos enquanto uma pessoa está de pé. Para um quiroprático ajustar os quadris, a pessoa precisa estar deitada de lado e a força deve ser aplicada em duas direções ao mesmo tempo, acompanhada em geral por um belo estalo.

Mover os quadris com o TQ2 demora apenas cinco ou dez segundos e é uma forma rápida e fácil de confirmar o poder desse trabalho para você e seu paciente. Não importa se ele estiver cético ou for até hostil, pois sua atitude não interfere nesse trabalho. Ajustar os quadris fornece uma prova física cabal de que sua consciência e seu amor afetam o mundo físico externo.

6º Exercício: Como Ajustar a Parte Posterior dos Quadris

Encontre alguém para praticar. Comece medindo o alinhamento dos quadris. Para medir, fique ajoelhado atrás da pessoa olhando para seus quadris. Seus olhos devem ficar no mesmo nível dos quadris. Coloque os dedos em cima da crista ilíaca e aperte suavemente dos dois lados. Veja se um lado é mais alto do que o outro e de quanto é a diferença. Na maioria das pessoas, o quadril direito é mais alto atrás. Alguns são bem desalinhados e fáceis de medir, enquanto outros podem ser mais desafiadores. Se você não tiver experiência com a medição, teste em alguém bem desalinhado para você ter a certeza de que está funcionando.

Agora que terminou de medir, levante-se de novo. Faça a varredura de energia por seu corpo e traga toda sua consciência ao chacra cardíaco no seu peito. Conecte-se

Medição do alinhamento dos quadris. (Veja como o quadril direito geralmente parece mais alto.)

profundamente ao máximo de sensações físicas de amor, gratidão ou adoração que puder gerar no campo cardíaco. Quando sentir que fez a conexão, observe os quadris com seus olhos e envie para lá a energia de seu coração, mentalizando o quadril alto descendo e o quadril baixo se elevando. Para algumas pessoas, pode ser bom imaginar suas mãos nos quadris, mas isso não costuma ser necessário. Use sua respiração, intenção, imaginação e amor. Faça isso por cerca de 15 a 20 segundos. (Normalmente você precisaria de apenas cinco segundos de energia cardíaca para realizar isso, mas, como você está começando, não precisa ter pressa.)

Você pode pensar: "Quero que este lado vá para baixo e aquele para cima". Se você focar na parte posterior dos quadris, essa parte se mexerá. E o contrário acontecerá se você focar na parte anterior dos quadris (próximo exercício). Mais adiante, no capítulo 16, aprenderemos a focar em várias áreas ao mesmo tempo.

Você está pronto para se espantar? Agora, volte e meça os quadris de novo. Você provavelmente verá que eles entraram em alinhamento perfeito. Ou, se não estiverem perfeitamente alinhados, muito provavelmente estão bem próximos disso. Muitas pessoas relatam ter conseguido sentir a mudança ocorrer em seu corpo. Para muitos outros, o ajuste é tão sutil que eles não sentem nada. Às vezes, você, o praticante, pode até ver a mudança acontecer diante de seus olhos. Mas não importa se ela foi vista ou sentida, os resultados podem ser medidos com precisão.

Você acabou de fazer uma demonstração visível de sua habilidade de influenciar o mundo físico sem o toque, usando a energia cardíaca. Parabéns! Você está no caminho certo para se formar e ser o Novo Homem.

Nesse ponto você pode ter dificuldades em acreditar no que acabou de fazer. Seu lado cético pode reagir, talvez lançando dúvidas sobre a precisão de suas medições. Bem, a solução para qualquer ceticismo é testar várias vezes até você ter total confiança de que mediu certo e isso está mesmo funcionando. Aja como um cientista empírico, não como um baseado na fé.

Se você tiver acesso a muitas pessoas, tente ajustar mais quadris por trás. Ou, se você tiver apenas a mesma pessoa que acabou de ajustar, tente fazer isso de novo agora, com a frente dos quadris.

7º Exercício: Como Ajustar a Frente dos Quadris

Este exercício é bem parecido com o anterior, mas dessa vez você ajoelha e faz a medição na frente. Os ossos da frente do quadril podem ser um pouco mais difíceis de medir, principalmente se a pessoa for um homem, mas eles estão lá. Os ossos dos homens costumam ficar muito mais altos do que você espera. Em geral, é difícil medir homens acima do peso, principalmente se forem muito fortes.

Um lado é mais alto do que o outro? De quanto é a diferença? Na maioria das pessoas, o quadril esquerdo (o quadril à sua direita quando olha de frente) é mais alto.

Depois de medir, envie a energia cardíaca com a respiração e a intenção, como antes, com o propósito de mudar os quadris anteriores, abaixando o lado mais alto e elevando o mais baixo. Meça de novo depois de dez a 20 segundos! Provavelmente você verá que as partes da frente dos quadris se nivelaram totalmente ou chegaram perto disso. Excelente!

Quer praticar ainda mais? Outro alinhamento bem fácil de medir e ajustar na mesma pessoa é a protuberância occipital, na parte de trás do crânio, no topo da nuca.

Você já percebeu como muitos andam por aí com a cabeça inclinada para um lado? Essa inclinação altera a postura, o jeito de caminhar e a perspectiva do mundo. O corpo funciona melhor quando a cabeça fica reta sobre o pescoço, mas quase todo mundo tem pelo menos uma leve inclinação para um dos lados. Ela é mais bem monitorada de trás medindo-se a inclinação da protuberância occipital. Com o TQ2, podemos nivelar essa inclinação com muita facilidade em apenas alguns segundos!

8º Exercício: Como Ajustar a Protuberância Occipital

Para medir a inclinação da protuberância occipital, fique de pé atrás da pessoa. Ela pode ficar de pé ou sentada, o que é melhor se ela for mais alta do que você. Não a deixe tirar o cabelo do caminho, porque isso pode alterar a medição.

Coloque os polegares de cada lado a uma mesma distância do centro da cabeça e do pescoço. Deslize os polegares para os dois lados do pescoço, pressionando de leve, sobre o cabelo que estiver no caminho, até eles pararem na

Medição do alinhamento da protuberância occipital. (Veja como o lado esquerdo costuma parecer mais elevado.)

base óssea do crânio. Há geralmente uma pequena protuberância dos dois lados, na qual seus polegares se encaixam convenientemente. Essa é a protuberância occipital. Com os olhos na altura dos polegares, olhe bem para as posições dos dedos. Um lado está mais alto? De quanto é a diferença?

Então, assim como nos quadris, envie a energia cardíaca com a respiração e a intenção para a área occipital da pessoa, na junção da cabeça com a nuca. Concentre-se para o lado mais alto abaixar e o mais baixo se elevar, para a inclinação zerar e a protuberância se nivelar. Alguns segundos depois, meça de novo! Quase sempre a inclinação na protuberância occipital some, ou chega perto disso.

Aos poucos, depois de fazer ajustes como esses por repetidas vezes em um período de tempo, a novidade e a surpresa diminuirão um pouco e você se sentirá mais confiante com essas habilidades. Em vez de ficar surpreso em ver os ajustes acontecerem com o TQ2, você ficará surpreso quando eles não acontecerem.

Você não precisa se preocupar em ser perfeito. Vi que isso funciona até quando duvido de mim mesmo. Funcionou até mesmo quando senti medo da humilhação enquanto demonstrava isso na frente de uma sala cheia de céticos. Não tem como errar, porque trabalhamos com a energia do amor. É disso que somos feitos – e essa energia é rápida e poderosa.

A inteligência corporal direciona a cura, então realmente não tem como errar. Não se preocupe em tentar curar o corpo. Em vez disso, apenas envie amor e mentalize um resultado maravilhoso. Apenas pense no corpo em seu estado ideal para direcionar a energia cardíaca do amor. E, acima de tudo, curta todos os sentimentos maravilhosos dentro de você enquanto sua energia cardíaca trabalha no mundo.

Você acabou de abrir a porta a um novo campo de possibilidades humanas. Prometo que as habilidades desenvolvidas de agora em diante só ficarão cada vez mais incríveis enquanto lê este livro. Essas novas habilidades humanas continuarão a lhe dar uma sensação crescente de liberdade e admiração.

Parabéns, e divirta-se. ∎

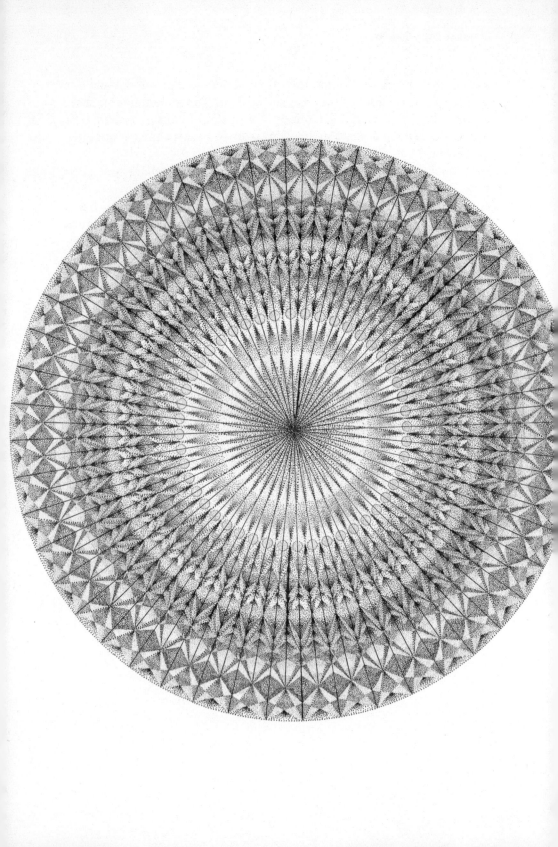

Parte I

Capítulo 5

Amor Que Funciona no Mundo

Amor é magia e magia é amor.
Richard Gordon

SE VOCÊ COMPLETOU todos os exercícios do último capítulo, parabéns!

Não foi incrível? É tão simples, mas também tão potente. Tudo que você fez foi sentir o amor em seu coração, respirar e se concentrar em sua intenção. E funcionou! O alinhamento do corpo de alguém mudou, sem você precisar tocar nele.

Bem-vindo ao meu mundo. Isso funciona mesmo.

As pessoas me perguntam muito como faço o Toque Quântico parecer tão simples. Eu lhes digo que não sei como deixá-lo complicado!

Estamos bem familiarizados com a ideia de que o amor pode mudar e curar pessoas e coisas no mundo. Achamos essa ideia em todos os lugares na cultura popular. Mas ela costuma se referir ao amor apenas como uma emoção ou motivação que pode mudar o que as pessoas fazem no mundo. E às vezes é mais um desejo e uma decepção que uma realidade.

Agora, com o TQ2, podemos elevar o amor a outro nível. Com o TQ2, conseguimos deixar nosso amor realmente poderoso e eficaz de uma nova forma. Com o TQ2, nosso amor pode realmente mudar e curar as pessoas e coisas no mundo *diretamente*. Esse é o tipo de amor pelo qual ansiamos. Esse é o amor que funciona – o amor que funciona no mundo.

Magia curativa

A menos que você seja isolado culturalmente, você provavelmente já se deparou com os livros ou os filmes do Harry Potter. Eles retratam um mundo fictício onde os magos mudam e afetam pessoas e coisas ao seu redor apenas com a intenção. De alguma forma, o estado interno do mago afeta a realidade externa, aparentemente usando a física e tecnologias que não são ensinadas nas nossas universidades de trouxas. No mundo do Harry Potter, essa habilidade costuma envolver o uso de linguagem secreta e/ou símbolos e uma varinha de condão. Chamamos isso de magia.

Tudo bem, e o que você acabou de fazer nos exercícios do capítulo 4? Você mudou seu estado interno com o sentimento do amor, a respiração e a definição de sua intenção. E então alguma coisa no mundo externo mudou como você pretendia. Isso parece magia para mim. Mas, para você, dessa vez, não foi ficção. Aconteceu de verdade na sua vida. E não precisou de nenhuma palavra secreta ou varinha de condão especial. Você só precisou da magia viva pura de sua energia cardíaca, do seu amor.

Como diz meu coautor Chris: "O TQ2 é uma magia curativa sem o abracadabra".

A seguir

Você provavelmente não percebe ainda tudo o que pode fazer com a habilidade de usar a energia cardíaca para curar e fazer coisas. E ainda não entende as implicações profundas do mero fato de que funciona. Na verdade, até mesmo nós, os autores, acabamos de começar a explorar essas capacidades e implicações. Mas vamos dividir com vocês o que descobrimos até agora no restante deste livro.

Nas próximas duas partes do livro, apresentaremos algumas aplicações do TQ2, aplicativos que descobrimos serem úteis e incríveis. Nós e outros que exploram as capacidades e possibilidades do TQ2 sempre aparecemos com novos aplicativos e não vemos esse processo chegando a um fim. Portanto, estes são apenas os aplicativos iniciais dos primeiros dias, e você pode esperar para ver muitos ainda mais incríveis no futuro.

Na parte II, reunimos vários capítulos sobre aplicativos para curar o corpo, remanescentes do meu livro anterior, *Toque Quântico – O Poder de Curar*. Cada capítulo cobre diferentes sistemas do corpo. Na parte III, nós piramos e arriscamos com os aplicativos que levam o TQ2 a novos e surpreendentes domínios. Você aprenderá como trabalhar em várias coisas de uma vez só, em muitas pessoas ao mesmo tempo, através do tempo e do espaço, e muito mais.

Organizamos estes capítulos como os autores costumam fazer. Mas você não precisa lê-los em uma ordem específica. Sinta-se à vontade para pular algum, de acordo com seus interesses e intuição.

No TQ2, você pode trabalhar com intenções bem focadas ou mais gerais, deixando as inteligências do corpo e do Universo cuidarem dos detalhes. Se você preferir focar nos detalhes, sinta-se à vontade para estudar bem nossos capítulos sobre fisiologia e ir mais a fundo. (Nós recomendamos *Anatomia – Um Livro para Colorir*, de Kapit e Elson, ou qualquer outro livro de anatomia como uma referência detalhada.) Ou, se você preferir trabalhar em um nível mais geral, deixando o corpo e o Universo cuidarem dos detalhes, pode pular alguns ou todos os capítulos sobre fisiologia.

O Novo Homem e o Novo Mundo

Na civilização ocidental, Nicolau Copérnico nos apresentou a ideia de que a Terra e outros planetas giram ao redor do Sol em vez de a Terra ser o centro. Essa visão heliocêntrica (centrada no Sol) era heresia na época. Todos sabiam que a Terra era o centro do Universo. Diante dessa controvérsia, Copérnico adiou a publicação de seu livro até logo antes de sua morte, em 1543. Isso acendeu o lento rastilho de pólvora que detonou a Revolução Científica.

Uma evidência incontestável para apoiar a hipótese de Copérnico só viria 60 anos depois, quando Galileu Galilei começou a olhar o céu noturno por um de seus telescópios improvisados, começando em 1609/1610. Ele viu luas girando ao redor de Júpiter e as fases de Vênus! Essas coisas não poderiam existir na antiga visão geocêntrica do Universo (centrada na Terra). Mas elas estavam lá, prontas para serem observadas, repetidas vezes e com segurança, por qualquer um que se importasse e ousasse olhar pelo telescópio de Galileu ou algum outro como aquele em qualquer outro lugar do planeta.

Um dia, o antigo paradigma geocêntrico se foi, substituído pelo novo paradigma heliocêntrico. Mas isso só aconteceu depois de Galileu ser condenado por heresia pela Inquisição, ser forçado a abjurar suas opiniões, ter seus livros banidos e ser colocado em prisão domiciliar até sua morte.

Agora, é claro que sabemos que nem mesmo o Sol é o centro do Universo; ele é uma das bilhões de estrelas girando em espiral ao redor da Via Láctea. E há não muito tempo percebemos que nossa galáxia é apenas uma dentre pelo menos 100 bilhões de galáxias aglomeradas por todo o vasto Universo observável. Os paradigmas continuam mudando, com a apresentação de novas evidências e à medida que as pessoas abandonam ideias antigas, seja aceitando novas ideias e observações, ridicularizando-as e combatendo-as ou morrendo.

Bem, chegamos aqui de novo. Hoje vivemos em um mundo onde o dogma em vigor é que as pessoas não passam de robôs biológicos, consumidores e contribuintes egoístas e solitários, irremediavelmente sozinhos, independentes e separados uns dos outros, passando por uma evolução estúpida e despropositada, e que a consciência nada mais é do que neurônios cintilando ou talvez microtúbulos fazendo uma computação quântica.

Toda nossa sociedade está construída sobre esse dogma. Nossos sistemas econômico, político, educacional e social estão construídos sobre ele. E, apesar de nossas fracas tentativas de esperança, parece que vamos nos deparar com um prognóstico sombrio e apocalíptico inevitável de depleção de recursos, colapso do sistema da saúde, guerras contínuas, decepções políticas, degradação econômica e devastação ambiental. E não vemos nenhuma saída para esse apuro. Essa não parece uma boa hora para o surgimento de um novo paradigma?

É nesse momento que achamos que o TQ2 cabe. Descobrir que nosso amor pode mesmo fazer coisas, ignorando toda a física, a química e a biologia conhecidas atualmente, é como Galileu vendo as luas de Júpiter e as fases de Vênus por seu telescópio, ignorando o dogma astronômico de sua época. Ao fazer os exercícios do capítulo 4, você acabou de olhar pelo meu telescópio. Agora, qualquer um que se importar e ousar tentar, em qualquer lugar do mundo, poderá fazer a mesma coisa.

Nos atuais paradigmas da ciência, sob o dogma prevalecente, não é possível o amor realmente fazer as coisas no mundo. Mesmo assim, aqui está nossa observação reiterada e verificável de que o amor pode e *faz* coisas para quem quiser tentar. Portanto, o antigo paradigma deve dar lugar a um novo, melhor e mais completo.

Já sentimos os inquisidores atuais colocando óleo em seus cavaletes e arrematando seus argumentos de heresia para confrontar qualquer um que ousar tentar o TQ2. Assim como Galileu, tudo que podemos fazer é encorajá-los a tentar, a apenas olhar por nosso telescópio, e eles mesmos experimentarão essa nova realidade.

Copérnico, Galileu e seus colegas catalisaram a Revolução Científica e sua companheira, a revolução tecnológica. Veja que mudanças e maravilhas essas revoluções nos trouxeram. Elas são maravilhosas, mas são incompletas, levando assim a nosso apuro apocalíptico.

Achamos que o TQ2 pode ajudar a catalisar outra revolução, talvez ainda mais significativa e grandiosa, ocasionando um mundo onde o amor real e prático passa a ser reconhecido como um foco central, uma motivação e uma realidade.

Essa revolução do amor prático pode expandir a ciência e a tecnologia além de seus limites atuais, levando-as a campos novos e ainda não imaginados. Ao nos colocar em contato com uma realidade mais profunda e nos liberar da tirania da cruel sociopatia mecanicista, essa revolução do amor prático deve nos trazer não só corpos e mentes mais saudáveis e felizes, mas também uma sociedade melhor, mais feliz e sustentável.

A revolução heliocêntrica de Copérnico e Galileu nos deu uma nova visão de *onde* estamos. E essa nova revolução do amor que pode fazer coisas nos dará uma nova compreensão de *quem* e *o que* somos. O Novo Homem no Novo Mundo. Na última parte deste livro, a parte IV, continuaremos essa discussão.

O ceticismo bloqueia?

Se você já fez os exercícios dos capítulos 3 e 4, pode pular para o próximo capítulo. Mas este trecho pode ajudá-lo a conversar com um amigo, familiar ou colega cético.

Fale a verdade, você chegou a este ponto do livro sem fazer os exercícios dos capítulos 3 e 4? Uma certa porcentagem dos leitores pode se encontrar nessa situação. Mas tudo bem, nós entendemos como é, por experiência própria.

Talvez você seja apenas um turista aqui, curioso sobre o que alguém tentou e com que se entusiasmou. Você está só passando, mas não quer comer a comida, mudar e morar aqui. Tudo bem, mas você vai perder a maior experiência da sua vida.

Ou talvez seu ceticismo seja tão extremo que não o deixa nem tentar, porque isso não faz sentido na sua crença. Talvez, assim como o cientista que mencionei no capítulo 2, você não queira experimentar isso porque, se funcionar, então tudo que você sabe sobre ciência cairia ao seu redor como um castelo de cartas. Talvez você seja um cientista baseado na fé sem perceber.

Se este for você, só posso recomendar que volte e faça os exercícios dos capítulos 3 e 4. Olhe pelo meu telescópio. O Toque Quântico 2.0 não é uma teoria ou um sistema de ideias na sua cabeça. É uma forma de fazer e sentir as coisas no mundo que ninguém, nem mesmo eu, imaginou um dia ser possível. O TQ2 é um modo de vivenciar o amor de uma forma nova e ativa, para fazer coisas com o amor no mundo com interação. Em outras palavras, você não pode apenas pensar nele, deve fazer e viver isso.

E se seu castelo de cartas cair? Isso não é bom? Você não preferiria construir seu castelo de cartas sobre um alicerce de realidade mais sólido em vez de alguns conceitos errôneos e incompletos?

Meu coautor e consultor científico Chris Duffield criou o seguinte método simples para ajudá-lo a superar seus próprios bloqueios fortes de ceticismo. Talvez isso possa ajudá-lo também.

"Eu só suspendo minha descrença por um momento, só um momentinho. Eu me sinto confortável em saber que é só por um momento e sempre poderei voltar ao lugar familiar onde eu estava e me convencer de que não vi o que vi.

Então, prolongo um pouquinho o momento e só finjo que isso poderia ser real e poderia estar prestes a funcionar diante de meus olhos. Daí eu me pergunto: 'E se isso *pudesse* funcionar? Quais *seriam* as implicações?'. E eu o considero por mais um tempo.

Então me pergunto: 'E se isso *funcionar*? Quais *serão* as implicações?'. E essa sutil mudança verbal expande as questões de possibilidades para verdades, enquanto ainda preservo meu conforto de que são apenas questões.

Daí eu posso imaginar um personagem em uma história ou um filme, talvez uma versão diferente de mim, para quem isso funcione, e recuo e vejo até onde vai a história. Ou penso no Richard e em sua confiança neste trabalho, recuo e vejo até onde a história dele vai. Por fim, só por um momento, entro no personagem, essa minha versão diferente, ou assumo a confiança e a *persona* de Richard. Só por um momento. E então eu faço o exercício.

Fico sempre maravilhado que funcionou apesar de meu ceticismo. Depois de algumas repetições com o tempo, meu nível de conforto com o exercício aumenta e eu não preciso mais suspender minha descrença... pelo menos até a próxima coisa ainda mais incrível que Richard inventar."

Então, se você se vir bloqueado pelo ceticismo, ou talvez pelo seu terror de ter suas queridas crenças ameaçadas, aqui está sua chance de fazer um favor a si mesmo. Não desperdice sua vida defendendo um paradigma incompleto e agonizante. Volte aos capítulos 3 e 4, suspenda sua descrença por um momento e dê uma chance aos exercícios. Deixe a realidade, não as crenças, ser seu guia. Se isso não for real, os exercícios não funcionarão para você. Se for, eles provavelmente vão funcionar. Depois, encontre-nos de novo aqui neste capítulo e seguiremos juntos. ■

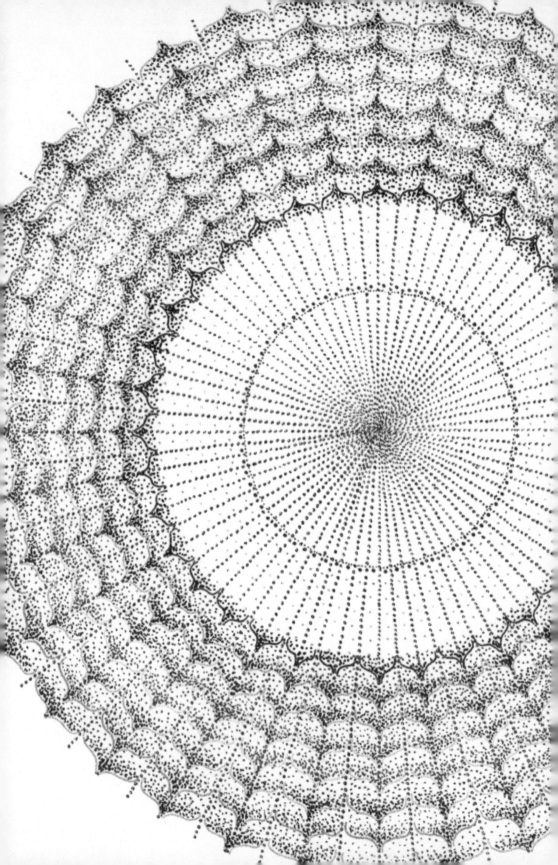

Parte II

Aplicativos Básicos de Cura

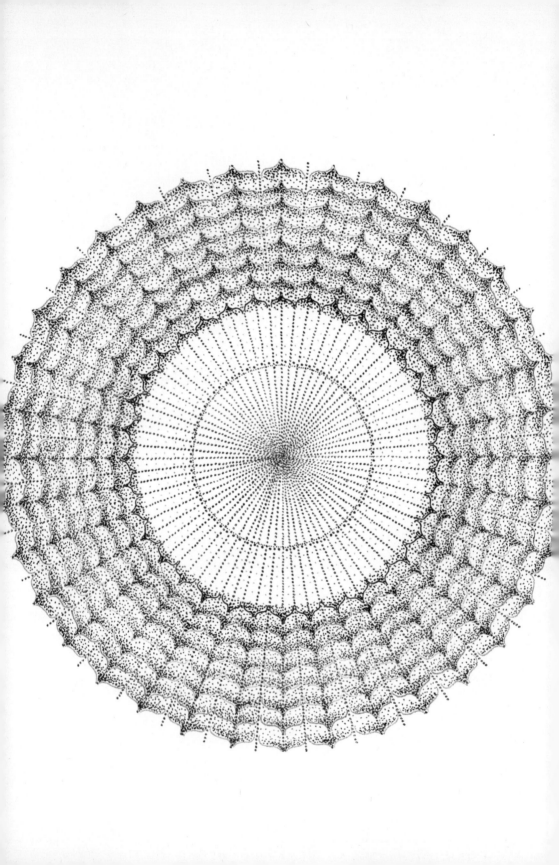

Parte II

Capítulo 6
Redução da Dor

Diante de uma escolha entre o que faz sentido e o que funciona, fique com o que funciona.

Chris Duffield, Ph.D.

A DOR É PROVAVELMENTE A QUEIXA DE saúde mais comum encontrada em nossas vidas. Com a energia cardíaca, você pode trabalhar com extraordinária rapidez para reduzir ou eliminar a dor. Ao praticar as técnicas do TQ2, orientadas por dicas úteis deste capítulo, você também pode ajudar os outros a conseguir um alívio visível da dor.

Um número crescente de instrutores de TQ2 e eu já ensinamos este método a milhares de pessoas em todo o mundo e descobrimos que as pessoas conseguem aprendê-lo e usá-lo com facilidade. Para falar a verdade, até eu começar a praticar o TQ2, nunca imaginei que poderia haver um método como esse para a redução de dor tão fácil de fazer e tão eficaz.

Conto aqui algumas histórias das sessões de cura da dor do TQ2.

Chris Duffield, meu coautor, apresentou-me certa vez a um inglês que assistia à conferência TED em Long Beach, na Califórnia. Nós nos encontramos no saguão de um grande hotel. Contei ao homem brevemente sobre o que eu fazia. Ele relatou que sofria de fortes e constantes dores nas costas e nunca se sentia confortável, desde um acidente de asa-delta dois anos antes. Se esse encontro tivesse acontecido antes de eu desenvolver o TQ2, teria de atravessar a sala e tocá-lo para praticar o Toque Quântico básico (TQ1). Ele teria de sair de sua cadeira e encontrar uma posição confortável para eu ter acesso às suas costas e colocar minhas mãos nas áreas doloridas. Além disso, estávamos em um saguão de hotel onde ter uma sessão de cura com imposição das mãos chamaria muita atenção e poderia ser embaraçoso para muitas pessoas. Em vez disso, apenas permaneci em minha cadeira a uns três metros de distância e trabalhei em suas costas de lá. Ninguém no saguão percebeu o que estávamos fazendo. Alguns minutos depois, perguntei-lhe como se sentia. Ele se espantou ao descobrir que sua dor desaparecera completamente! Cerca de um ano e meio depois, fiz uma visita a ele, sua esposa e seus filhos na Inglaterra e ele me disse que a dor nunca mais tinha voltado.

Antes do TQ2, eu passava de dez a 12 minutos praticando o Toque Quântico com imposição das mãos para atingir esse nível incrível de alívio da dor. Mas agora costumo conseguir os mesmos resultados, ou até melhores, em três minutos ou menos e sem tocar. As implicações disso são a grande questão e serão retratadas na parte IV deste livro.

Em outro exemplo, minha amiga Gina me convidou para conhecer o cardiologista-chefe de um hospital de Los Angeles. Ele queria saber se eu poderia ajudar alguns de seus pacientes com dor crônica. Primeiro foi uma mulher com uma dor nas costas grave. Em uma escala de um a dez, ela dizia que sua dor estava em 11. Uns três minutos depois de enviar a energia cardíaca, ela disse que a dor tinha baixado para seis. E, depois de mais três minutos, a dor nas costas estava em zero. "Mais algum problema?", perguntei. Ela me contou sobre sua fortíssima dor no pescoço, que também sumiu alguns minutos depois. Então, ela tirou sua braçadeira e pediu para ajudar com seu pulso. A dor sumiu depois de mais uns dois minutos. O médico observava pasmo a mulher expressar sua gratidão e a necessidade de repetidamente louvar a Jesus.

O cardiologista me disse que a próxima paciente não tinha cartilagem nos joelhos. A sessão de cura com TQ2 de quatro minutos não provocou um crescimento espontâneo de cartilagem, mas promoveu um alívio da dor por alguns dias. Cerca de um mês depois, voltei ao hospital e consegui ajudar de novo a trazer algum alívio de dor significativo a curto prazo. O cardiologista ficou tão animado com isso que quis abrir no hospital o que ele chamava de "centro de cura quântica". Mas viu que seus colegas não tinham o mesmo entusiasmo.

Muitas vezes, quando ia a conferências e festivais, oferecia uma sessão de cura a qualquer um que eu encontrasse que estivesse aberto à experiência. Eu abordava as pessoas perguntando: "Você sente alguma dor?". Se a resposta fosse sim, então eu perguntava: "Tudo bem se eu meditar por alguns minutos para tentar realizar uma cura para sua dor?". Eu gravei muitas dessas sessões e nem precisei editá-las, porque os resultados sempre foram positivos. Você pode assistir a alguns desses vídeos na internet buscando por:

1. *Energy Medicine, Dr. Oz, and Quantum-Touch*
2. *Super Recovery for Athletes and Chronic Pain Help with Quantum-Touch*

Muitos outros vídeos estão disponíveis no canal "QuantumTouch" no YouTube.com. Nesses vídeos, você pode observar como estranhos sentiram a cura rápido, mesmo com pouca ou nenhuma sugestão.

Com ou sem as mãos

Muitas pessoas que estudaram os níveis 1 e 2 do Toque Quântico ainda preferem usar suas mãos na maior parte do tempo. Fazer o TQ2 com a imposição das mãos é popular com aqueles pacientes que talvez não estejam prontos para ver o praticante apenas encará-los por três a dez minutos. Ter essa opção de realizar o TQ2 com ou sem a imposição das mãos lhe dá uma liberdade maior do que conhecíamos antes. A imposição das mãos pode dar uma confiança e a ligação com o paciente, mas manter as mãos no lugar pode ser cansativo e inconveniente. É muito mais fácil trabalhar sem as mãos, pois você pode direcionar a energia às pontas dos pés, a partes específicas do cérebro ou a qualquer lugar de sua escolha, na parte interna ou externa do corpo, e até a uma grande distância.

Dicas e sugestões para trabalhar com a dor

Respire fundo. A respiração não precisa ser tão profunda quanto você aprendeu no Toque Quântico básico, mas deve ser mais do que o normal.

Use seus olhos para atingir a área geral da dor e sua visualização para atingir estruturas específicas dentro do corpo. Se, por exemplo, você quiser ajudar na dor do ombro de alguém, não olhe nem envie energia apenas para a superfície do ombro. Trabalhe também dentro dele e nos ossos, tendões, músculos e tecido conjuntivo, se puder visualizá-los. Ou apenas inunde toda a parte interna do ombro com sua energia cardíaca. Visualize com seus olhos abertos quando trabalha. Isso não é obrigatório, mas ajuda a impedir os devaneios de sua mente.

Quanto mais tempo passar trabalhando em uma sessão, mais eficaz ela será, até você atingir um ponto de diminuir os retornos. Nem todas as condições responderão em poucos minutos. Você pode precisar gastar 15 ou 20 minutos, talvez mais, trabalhando em um problema mais grave ou crônico. Com a prática, você provavelmente vai conseguir resultados melhores e mais rápidos.

Use suas mãos com a energia cardíaca se estiver inclinado a fazer isso. Muitas vezes o paciente ou amigo vai querer a segurança e o apoio do seu toque.

Intensifique sua energia cardíaca o máximo que puder. Se quiser, pensar em alguém que ama pode ajudar. Pode ser um filho, uma esposa, seus pais ou um animal de estimação. Seja quem for, deixe seu amor por essa pessoa preencher você. Seja modificado e recarregado por esse amor. Se puder, dissolva-se no amor.

Persiga a dor. Converse com a pessoa e descubra como estão seus sintomas. Se a dor mudar de lugar, leve a energia cardíaca lá.

Quando você tiver a energia fluindo bem por alguns minutos, pode tentar descarregá-la. Fique em silêncio e sinta seu campo cardíaco se abrir. Deixe-se levar e tente entrar em um espaço atemporal de amor, gratidão ou alegria. Isso pode ajudar ainda mais na cura.

Não há uma forma exata de fazer as coisas no TQ2. Então, divirta-se e não se preocupe em tentar fazer tudo exatamente perfeito. Você vai melhorar com a prática.

Não importa o tipo de dor. Pode ser aquela dor temporária de músculos muito doloridos depois do exercício, a dor aguda após um acidente ou uma grave dor crônica em razão de uma doença ou deterioração do corpo físico. Independentemente disso, o TQ2 é um meio potente de reduzir dor e inflamação e promover a cura.

Esteja disposto a tentar o TQ2 em qualquer situação. Não importa se você acha que a situação está além de suas habilidades. Suas crenças sobre o que é possível mudarão como resultado desse trabalho. A pessoa melhorar não é sua responsabilidade. O corpo dela se cura ou não. Seu trabalho é ter a energia mais positiva possível, criando o espaço e a energia para ela se curar.

Geralmente você descobrirá que quaisquer atitudes negativas e resistência emocional da pessoa em que estiver trabalhando não interferem com a eficácia desse trabalho. Lembre-se, porém, de que o TQ2 não funcionará o tempo todo. Em algumas ocasiões a dor da pessoa pode não ser influenciada ou o benefício será de curto prazo. Descobri, nesses casos, que ele realiza maravilhas para as pessoas também aliviarem um pouco sua dor emocional e conseguirem os resultados de cura desejados. Esse será o tópico de meu próximo livro, *Self-Created Health*. A boa notícia é que as técnicas do TQ2 têm uma eficácia em maior ou menor grau na grande maioria dos casos.

Da próxima vez que um conhecido seu se queixar de dor de cabeça ou alguma outra dor, vá em frente e se apresente como voluntário para ajudar a aliviar seu sofrimento. Peça para ele avaliar o grau de dor em uma escala de zero a dez, para você ter uma forma de medir os resultados. Diga para ele relaxar. Se você não se sentir confortável com seu amigo observando, peça para ele fechar os olhos e relaxar. Depois da sessão, diga-lhe para medir sua dor de novo. Ela com certeza terá diminuído e, muito provavelmente sumido. Se apenas diminuiu, talvez alguns minutos a mais de TQ2 ajudarão ainda mais.

Quanto mais você acessar seu amor, mais poderá se render a ele e mais eficaz será seu trabalho. Não se trata de força e demanda. Quanto mais suave você puder ser, dentro de si, enquanto segura esse espaço, mais verá as coisas acontecerem. O TQ2 muda tudo por permitir-lhe viver uma vida na qual você vem do coração. "Vir do seu coração" não é apenas uma expressão. É uma experiência real e palpável.

Trabalhando em si mesmo

A habilidade de fazer o trabalho de cura em si mesmo parece diferir para cada um. Muitos acham que podem trabalhar com facilidade. Outros acham que, embora possam trabalhar com facilidade em outras pessoas, podem apenas se ajudar em circunstâncias ou graus limitados. Ainda não entendo muito bem por que é assim.

Reflexão final

É importante lembrar que não é nossa responsabilidade curar o outro. O curador é quem está doente. Nós estamos lá apenas para ajudar, para criar um ambiente que apoie sua cura. É seu corpo que cura. Nossa única responsabilidade é operar no amor e manter o espaço para a cura acontecer. ■

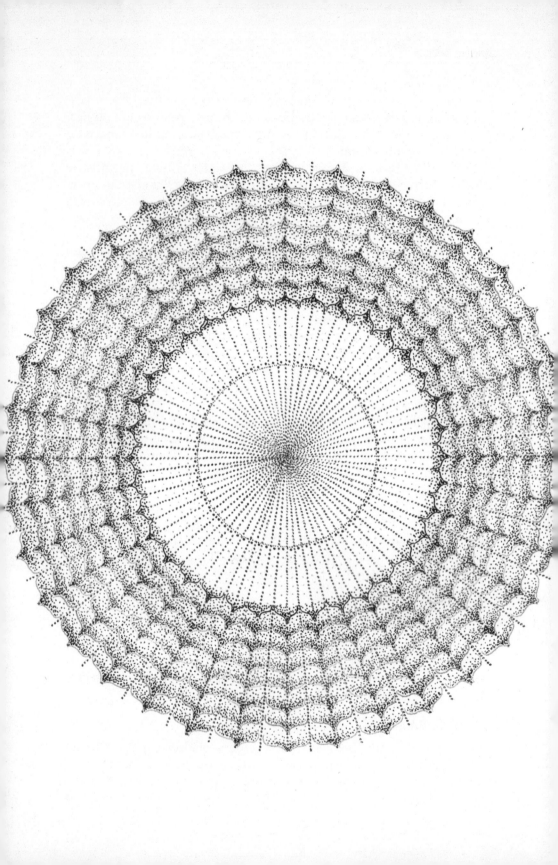

Parte II

Capítulo 7

Músculos, Tendões, Ligamentos e Fáscias

O homem só encontrará a paz quando estender o círculo de sua compaixão a todos os seres vivos.

Albert Schweitzer

> **Nota:** O Toque Quântico 2.0 trabalha com nossa intenção em qualquer nível de especificidade, do corpo todo até os menores detalhes anatômicos. Este capítulo pode ajudá-lo a focar em uma intenção mais específica. Você pode pulá-lo, se preferir trabalhar em um plano mais geral.

E M GERAL, VOCÊ NÃO PRECISARIA CONHECER anatomia para fazer este trabalho. Você pode apenas enviar energia à área dolorida e imaginar, visualizar ou sentir que a energia penetra no tecido para gerar a cura. Entretanto, para ser ainda mais eficaz na maior parte do tempo, pode ser bom especificar mais aonde você direciona a energia. Realmente ajuda muito ter uma imagem mental de lugares específicos aonde você queira enviar energia para ajudar a definir sua intenção. Isso vale principalmente para certos músculos, tendões, ligamentos e fáscias que possam ser fundamentais para o problema, mas que não precisam tão claramente de sua atenção.

Nós todos conhecemos os ossos e os músculos, as vigas e os motores do sistema musculoesquelético. Eles são sustentados por tendões, ligamentos e fáscias, que são estruturas fibrosas elásticas feitas de colágeno. Os tendões ligam os músculos ao osso. Os ligamentos ligam um osso a outro nas articulações. E as fáscias cercam e ligam músculos e grupos musculares, enquanto mantêm vasos sanguíneos e nervos no lugar.

Trabalhar com músculos, tendões, ligamentos e fáscias ajuda a liberar a tensão, aliviar inflamação e inchaço, melhorar o alinhamento estrutural e a função das articulações, além de promover a cura. Muitas vezes você consegue um alívio rápido, completo e permanente da dor depois de apenas alguns minutos de TQ2. Nesse caso, a causa da dor pode ter sido uma condição aguda, provocada por lesão ou abuso. A dor crônica pode diminuir em uma sessão, mas muitas vezes pode voltar em um ou dois dias e pode precisar de um trabalho energético constante por um período mais longo. Discutiremos aqui os músculos, mas se lembre dos tendões, ligamentos e fáscias enquanto trabalha. Eles estão todos ligados.

Psoas, quadrado lombar e piriforme

Três importantes músculos (e tendões) dos quadris merecem atenção especial: o psoas, o quadrado lombar e o piriforme. (O corpo tem dois de cada um desses músculos, direito e esquerdo.) As tensões nesses três músculos geralmente ignorados podem ter um grande impacto sobre a postura da pessoa e ajudam a causar muita tensão e dor nas costas, bem como dor no nervo ciático. Por tudo isso, eles são músculos essenciais para trabalhar. Focar neles com uma intenção específica facilita e agiliza o trabalho, principalmente se você planeja fazer isso em público.

O músculo psoas une o fêmur à coluna e permite a elevação da perna. Essa é uma área importante de trabalhar no caso de escoliose, dores nas costas e até ombros curvados.

O quadrado lombar une a parte superior do quadril à 12ª costela. Ele auxilia na flexão lateral da coluna vertebral e no movimento da caixa torácica.

Quando meu professor, Bob Rasmussen, ensinava, pedíamos para as pessoas se deitarem em uma mesa de

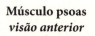

Músculo psoas
visão anterior

massagem e ele colocava suas mãos bem fundo na área pélvica, enquanto passava energia para o psoas. Era doloroso e potencialmente perigoso. Agora, sem o toque, é mais rápido, fácil e seguro.

Apenas olhe para a área do corpo, pela frente ou por trás, com os olhos abertos, e visualize onde ficam o psoas e o quadrado lombar. Passe a energia cardíaca neles e sinta que a área fica completamente saturada de energia por dois ou três minutos. Você não precisa lembrar os nomes desses músculos, apenas crie uma impressão visual deles na sua mente. Você não precisa se concentrar em mexer esses músculos. Apenas mande seu amor para a área, e a inteligência corporal fará o restante do serviço.

O piriforme é um músculo plano e piramidal, situado em parte na pélvis, encostado em sua parede posterior, e em parte atrás da articulação dos quadris. Ele une o sacro à articulação do quadril. Tensões ou espasmos nos músculos piriformes irritam o nervo ciático. A dor causada por esses músculos costuma ser chamada de ciática e é sentida nos glúteos, com reflexos na lombar e nas coxas. A dor é sentida bem no fundo do quadril e pode descer pelo nervo ciático até o pé. Concentrar seu amor nesse músculo aliviará essa condição.

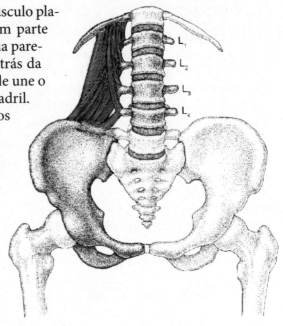

Músculo quadrado lombar

Posicione-se atrás de seu paciente e concentre sua atenção e energia nos glúteos, visualizando esses músculos bem na área entre o sacro e a perna. Muitas vezes, a energia reduzirá a inflamação e a irritação no músculo e nos nervos da área, trazendo um alívio instantâneo.

Mas tem um segredo. Você não precisa ser perfeito, nem encontrar o lugar exato para mandar sua atenção. Penetre o tecido com sua consciência. Você não precisa pensar em como funciona, pois a inteligência corporal fará sua cura.

Quando comecei a trabalhar com o TQ2, queria ter uma linha de visão clara. Mas agora, com a prática, posso trabalhar de trás para a frente, e vice-versa. A prática é importante. Quanto mais você faz, mais liberdade desenvolve. Esse trabalho o liberta da necessidade de controle, da necessidade de saber, e

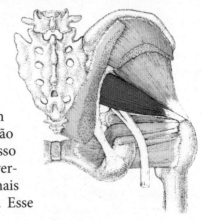

Músculo piriforme
visão posterior

o deixa livre para usar seu coração e sua mente para promover saúde e cura.

Músculos do pescoço

No mundo atual, dominado por computadores e *smartphones*, muitas pessoas se queixam de dores no pescoço e na cabeça. Existe até um nome para esse problema: síndrome da mensagem de texto!

Os maiores músculos do pescoço: trapézio, levantador da escápula, esternocleidomastoideo e escalenos (um de cada lado) são os principais culpados de vários sintomas. Pontos-gatilho e de tensão nesses músculos podem provocar dores de cabeça (principalmente acima dos olhos, atrás das orelhas, no topo da cabeça, na nuca e na frente da testa), dor nas têmporas, dor na mandíbula, distúrbios visuais, dor na face, disfunção da articulação temporomandibular, dor nos ouvidos, dor de dente, dor e rigidez no pescoço, dor no fundo dos olhos, dor na língua ao engolir, dor no ombro e tontura. Em outras palavras, isso pode ser importante.

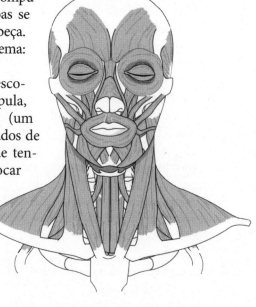

Músculos faciais e do pescoço

Como você pode ver, esse é um grupo muscular complexo que sustenta e controla a cabeça. Depois de vê-lo, tente incutir a imagem em seu inconsciente, que continua a carregar uma impressão da estrutura muscular. Você só precisa guardar uma impressão visual na mente, olhar para o pescoço do paciente com a intenção de cura e mandar amor de todo seu coração para ele.

Músculos faciais

Muitos se queixam de dor na mandíbula, enxaqueca e dores de cabeça resultantes de problemas com a articulação temporomandibular (ATM) e músculos adjacentes. Esse é um problema tão grande que existe agora toda uma prática odontológica dedicada a essa questão. Segundo um *site* que visitei, uma média de 30% a 40% dos adultos sofre de enxaqueca, dor na mandíbula, na cabeça, no pescoço e no ombro. Isso é dor demais! Isso é gente suficiente para uma nova classificação da doença, chamada agora de D-ATM (disfunção da articulação temporomandibular) ou síndrome da ATM. Essa disfunção afeta quatro vezes mais as mulheres do que os homens.

Uma ótima abordagem do Toque Quântico para aliviar os sintomas da D-ATM é trabalhar nos músculos da face e do pescoço. Vários músculos faciais são necessários para movimentar a mandíbula. Esses músculos podem ficar fatigados e tensos por vários motivos, incluindo bruxismo, lesão em chicote da cervical, trauma, estresse e falta ou dor de dente.

O músculo temporal abrange uma grande área em cada lado do crânio. Ele está ligado ao osso mandibular inferior e também às asas maiores do osso esfenoide. A tensão nesse músculo afeta a mandíbula e o movimento do esfenoide, que, como descrevemos, tem um efeito no funcionamento do corpo todo.

O masseter é o grande músculo que você pode sentir ao longo da articulação de sua mandíbula. Ele contrai para fechar a mandíbula inferior. Uma das principais causas de D-ATM é a forte tensão crônica desse músculo.

Muitas vezes ignorado na D-ATM é o comprometimento dos músculos profundos. Os pterigoides ligam a superfície interna do osso mandibular diretamente ao esfenoide. Também pode ocorrer a fadiga nesses músculos. Quando você ajustar o osso esfenoide (capítulo 19), é bom mandar energia aos músculos da mandíbula e da cabeça ligados a ele.

Você pode mandar energia a cada músculo específico da mandíbula ou apenas mandar energia com a intenção de relaxar todos os músculos da cabeça e do rosto. Se seu paciente tiver um histórico de enxaquecas ou dor mandibular, é bom trabalhar nesses músculos específicos.

Outros grupos musculares

A dor musculoesquelética é uma fonte comum de sofrimento. Você encontrará muitas pessoas com alguma dor no corpo. Você pode ganhar muita prática apenas se oferecendo para trabalhar nas dores das pessoas.

Há mais de 650 músculos esqueléticos no corpo humano, operando em quase 200 articulações, e cada um deles pode provocar dor, desconforto ou desequilíbrio. Claro que você pode estudar e aprender sobre muitos outros músculos, se quiser. Mas pode trabalhar na dor em qualquer um deles da mesma forma, sabendo seu nome ou não.

Você pode trabalhar em qualquer área dolorida. Mas lembre-se de que muito disso é reflexo, ou seja, uma dor sentida em um local que se origina da tensão muscular em outra área. Converse com seu paciente enquanto trabalha nele. Peça para ele avisar se a dor mudar de lugar ou intensidade. Persiga a dor pelo corpo até a fonte. Você também pode usar as mãos, varrendo e passando energia, enquanto aplica a energia cardíaca e a consciência em qualquer área que possa estar refletindo a dor. Experimente e descubra o que funciona melhor.

Assim como no trabalho com a imposição das mãos, o corpo de seu paciente ainda decide onde mexer e o que curar. Isso não muda. Isso ainda vale. Oferecemos nossa intenção para o corpo mudar para um estado melhor e damos a energia para ajudar. Então, estamos colocando uma energia bem forte, com uma intenção bem positiva, embora entendamos perfeitamente bem que isso pode não ser o que a pessoa precisa, que talvez outra coisa seja melhor ou que ela precise de algo diferente. Usamos a intenção enquanto deixamos acontecer. Confie no processo. Em geral, quanto mais você se render, mais rápido funcionará.

Lembre-se: o curador é o doente. A melhora dele não é responsabilidade sua. Faça seu melhor e deixe o processo rolar. Descobri que, nos casos nos quais não consigo fazer progresso, trabalhar nas questões emocionais costuma dar certo. Este será o assunto de meu próximo livro, *Self-Created Health*. ∎

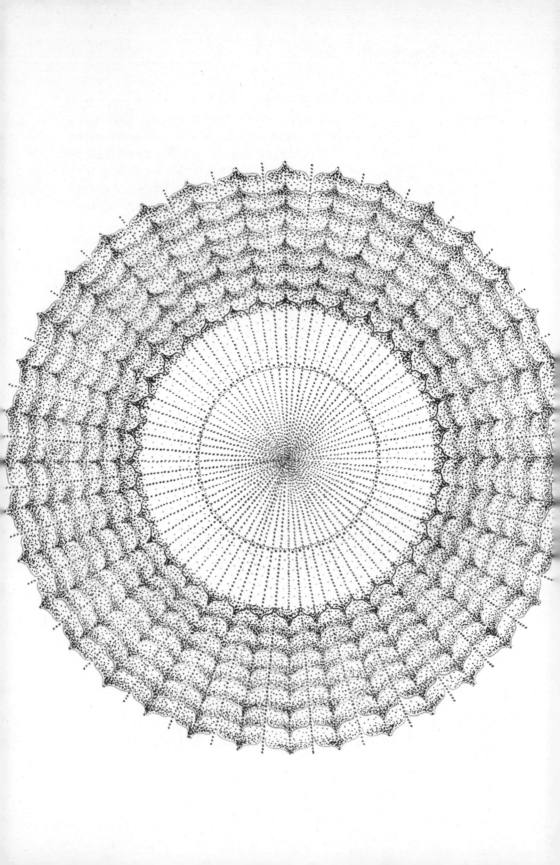

Parte II

Capítulo 8

Órgãos, Glândulas e Fisiologia

Nossa física atual é incompleta. Ela não consegue lidar com uma consciência afetando outros objetos físicos em um experimento. Nós simplesmente não sabemos como lidar com isso.

Claude Swanson, Ph.D.,
físico do MIT

> **Nota:** O Toque Quântico 2.0 trabalha com nossa intenção em qualquer nível de especificidade, do corpo todo até os menores detalhes anatômicos. Este capítulo pode ajudá-lo a focar em uma intenção mais específica. Você pode pulá-lo, se preferir trabalhar em um plano mais geral.

PASSAR ENERGIA NOS ÓRGÃOS E GLÂNDULAS funciona muito bem e pode dar resultados incríveis. Passar a energia no coração, por exemplo, pode estabilizar a pressão sanguínea e tratar arritmia e palpitações. Passar a energia no pâncreas pode ajudar no início do processo de reparo e a diminuir a taxa de açúcar no sangue nos diabéticos. Coisas como essas aconteceram com regularidade no TQ1 por décadas, e já estamos recebendo relatos de coisas semelhantes acontecendo no TQ2. Nós realmente não conhecemos os limites dessa prática. Use em cada sistema de seu corpo.

Concentre-se com sua intenção, respiração e energia cardíaca em um órgão pensando em eliminar quaisquer queixas físicas ou emocionais relativas a ele. Conhecer a anatomia e a fisiologia do órgão em qualquer nível de detalhes pode ajudar, mas não é obrigatório.

Tireoide

A glândula tireoide fica no pescoço, abaixo da cartilagem tireóidea ou pomo de adão. Sua função pode ser afetada pela má postura. Quando a cabeça não fica centralizada com a coluna, as vértebras do pescoço pressionam a tireoide, reduzindo sua funcionalidade.

Essa glândula produz hormônios que regulam diversos sistemas corporais. Os dois principais são a tiroxina (T4) e a tri-iodotironina (T3). O T4 fica armazenado na tireoide como um suporte ao T3, que percorre, pela corrente sanguínea, todas as células do corpo. O T3 mantém tudo funcionando bem. Quando os níveis desse hormônio caem, o metabolismo desacelera, provocando sintomas, tais como batimentos cardíacos baixos, sensibilidade ao frio, ganho de peso e fadiga. Outros sintomas incluem baixa clareza mental, pele ressecada, perda capilar e câimbras. Isso é chamado de hipotireoidismo.

Os sintomas de uma tireoide hiperativa são ansiedade, irritabilidade, insônia, batimentos cardíacos rápidos ou irregulares, tremores nas mãos, aumento da transpiração, perda de peso, disfunção sexual, olhos esbugalhados e evacuação frequente.

Enviar energia cardíaca para a tireoide pode capacitar o corpo a apoiar a cura e uma função adequada.

Timo

O timo faz parte do sistema imunológico. Fica no centro da porção superior da cavidade torácica, abaixo do topo do osso esterno, perto do coração. O timo tem dois lobos e é rosa-acinzentado. Uma de suas funções é produzir os linfócitos T ou células T. Essas células são um dos tipos de glóbulos brancos que atacam vírus e bactérias no corpo. O estresse, tanto físico como emocional, tem um impacto negativo significativo no timo, provocando uma diminuição de seu tamanho. Essa glândula também monitora e regula o fluxo de energia pelo corpo, criando um elo entre mente e corpo. É um órgão muito importante para apoiar em tempos de estresse ou doença. Um timo saudável é fonte de saúde e vitalidade vibrantes.

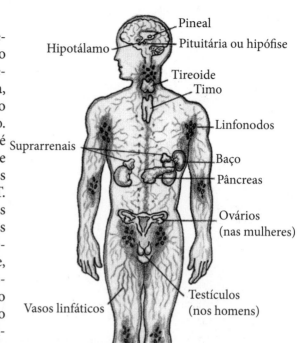

Glândulas e o sistema linfático

Coração

O coração é um dos órgãos mais importantes do corpo. Fica no centro do peito, um pouco deslocado para a esquerda do mediastino. O coração tem múltiplas funções. Ele serve como uma bomba para o sistema circulatório; é uma glândula endócrina, faz parte do sistema nervoso e envia sinais elétricos para o corpo todo.

A medicina ocidental reconhece uma miríade de doenças e problemas cardíacos: arritmias, cardiomiopatias, infartos do miocárdio, insuficiência cardíaca, etc. A doença cardíaca é uma das principais causas de morte no mundo, e a cardiologia é uma importante especialidade médica. Provavelmente você encontrará pessoas diagnosticadas com problemas no coração, dando-lhe uma oportunidade para ajudá-las a curar e melhorar a função cardíaca.

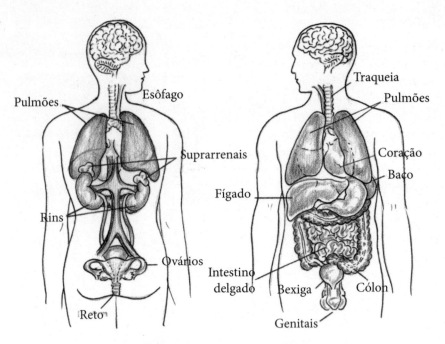

Principais órgãos do corpo

De acordo com a medicina tradicional chinesa, por ser um sistema energético, o coração controla as reações emocionais e a intuição; é um componente importante na nossa consciência, instintos, memória e pensamento; auxilia no mecanismo de sudação e controle da temperatura; está ligado ao intestino delgado; afeta nossa experiência de alegria e criatividade; influencia a língua, os padrões de fala e o sentido do paladar; e exibe o estado energético de todo o corpo. Nesse sistema, transtornos no coração podem resultar em sintomas como gagueira, confusão mental, agitação, problemas com a criatividade, má audição, depressão, falta de alegria, insônia, perturbação do sono, aftas, susto fácil, hemorragias, dificuldade de concentração e fadiga.

Ainda na medicina tradicional chinesa, a saúde do coração reflete-se no aspecto do rosto. Um coração saudável deixa um rosado na pele, e a palidez indica uma deficiência. Se o sangue ficar estagnado, a pele fica com um tom arroxeado. Quando há calor demais, provocado por estresse crônico, trauma emocional ou preocupação e sofrimento excessivos, a pele fica bem vermelha. Quando o coração está desequilibrado, uma pessoa pode falar rápido demais ou rir descontroladamente.

Enviar energia de seu coração para o de outra pessoa abre a área para a cura, aliviando a pressão emocional sobre o órgão, e pode afetar os sintomas de estresse.

Pulmões

Os pulmões são um ótimo lugar para mandar energia. Os dois, embora de aparência semelhante, não são idênticos. O direito tem três lobos, enquanto o esquerdo tem apenas dois. O ar é inspirado pela boca ou pelo nariz e desce pela traqueia, que se divide em dois brônquios dentro dos pulmões. Os brônquios então se separam em ramos cada vez menores, chamados bronquíolos. Cada bronquíolo leva a um saco alveolar, um conjunto de alvéolos. Cada alvéolo é cercado por vasos sanguíneos, e neles acontece a troca de oxigênio e dióxido de carbono.

Nos asmáticos, as vias aéreas se estreitam e incham. Nos portadores de enfisema, os sacos de ar nos pulmões se danificam. Nos dois casos, ocorre uma fadiga dos músculos da parede torácica e do diafragma.

Quando você concentrar sua energia cardíaca e intenção nos pulmões e melhorar sua função, inclua o diafragma localizado abaixo dos pulmões. Ele funciona como um fole, movimentando o ar para dentro e para fora dos pulmões. Quando ele se contrai, expande a cavidade torácica, levando ar para dentro dos pulmões no processo. Quando relaxa, o ar é expelido dos pulmões. Os músculos ao redor da caixa torácica também contribuem com a respiração. Portanto, incluir o diafragma e os músculos do tórax em sua visualização pode ajudar a reduzir o estresse e a fadiga nas pessoas com problemas pulmonares.

Estômago

Não prestamos muita atenção no estômago a menos que, claro, tenhamos uma indigestão ou uma infecção estomacal. Mas ele é um órgão importante, responsável por quebrar proteínas e produzir ácido suficiente para matar os patógenos originários dos alimentos. É o único órgão no corpo criado para ser ácido.

Quando o ácido estomacal está desequilibrado e/ou há um mau funcionamento dos esfíncteres em qualquer um dos lados do estômago, pode haver problemas no aparelho digestivo. Um problema comum é uma condição chamada refluxo ou azia, que pode ser causada pela dieta inadequada. Embora uma pessoa precise tratar das escolhas de vida subjacentes que possam contribuir com o refluxo, muito ainda pode ser feito energeticamente para melhorar a condição.

Comece se concentrando no esfíncter esofágico, a válvula no topo do estômago. Quando o tecido estomacal fica preso nessa válvula, pode impedir o fechamento correto e com isso o ácido estomacal escapa para o esôfago. Isso também pode acontecer na chamada hérnia de hiato, quando o tecido estomacal se projeta para dentro do tórax. Envie energia cardíaca para essa válvula com a intenção de ajustar o esfíncter e amparar o funcionamento adequado. Depois, envie energia cardíaca ao estômago, visualizando e sentindo a energia preenchê-lo.

Pâncreas

O pâncreas é uma longa glândula achatada que fica atrás do estômago, encostada na coluna. É ao mesmo tempo uma glândula endócrina, produzindo hormônios como insulina e glucagon, e exócrina, secretando o suco pancreático com enzimas digestivas no intestino delgado.

O pâncreas é o principal regulador dos níveis de açúcar no sangue. Quando o nível está baixo ou alto demais, o pâncreas secreta hormônios para regulá-lo. A insulina abaixa o nível de açúcar estimulando sua absorção pelos tecidos corporais. E o glucagon eleva o açúcar no sangue causando a quebra do glicogênio armazenado no fígado em glicose (açúcar), que é então lançado na corrente sanguínea. A glicose deve ser mantida em certos níveis (70 a 150 em um medidor de glicose) para as células do organismo funcionarem normalmente. Uma má regulação do açúcar pelo pâncreas pode resultar em diabetes, obesidade e hipoglicemia.

As enzimas digestivas pancreáticas quebram gordura, proteína e carboidratos para eles serem absorvidos pelo intestino. A deficiência na secreção da enzima pelo pâncreas pode resultar em sintomas como inchaço, má nutrição e perda de peso por causa da má absorção do alimento.

Fígado

O fígado é o maior órgão interno do organismo. Fica do lado direito da cavidade abdominal, embaixo do diafragma. Pesa cerca de um quilo e divide-se em quatro lobos. Dois grandes vasos sanguíneos entram no fígado. A artéria hepática leva o sangue rico em oxigênio do coração para o fígado e a veia porta leva o sangue enriquecido para o fígado do intestino delgado.

O fígado tem muitas funções. Ele quebra a gordura no sangue, converte glicose em glicogênio, garante o nível adequado de glicose no sangue, forma alguns dos aminoácidos necessários para a construção das proteínas e filtra as toxinas do sangue. É também o local de armazenamento das vitaminas A, D, K e B12. Além disso, produz 80% do colesterol do organismo. O colesterol é necessário para a produção dos hormônios, da bile e da vitamina D. Também é necessário para a formação das membranas celulares e é um primeiro mecanismo de reparo para danos no organismo.

Na medicina tradicional chinesa, o fígado está ligado a todas as emoções. Quando estiver quente (com estresse em excesso), assim serão suas reações emocionais. Quando estiver tranquilo e "frio", você ficará relaxado e calmo. Se pensar nele como um forno que precisa processar tudo no organismo, então se lembrará de que, quanto mais quente o fígado, mais acaloradas ou reativas serão suas queixas de saúde e emoções. Esse órgão fica sob um estresse contínuo na dieta ocidental de alimentos processados, ricos em carboidratos, carregados de conservantes, quimicamente tratados, geneticamente modificados e preservados que consumimos.

O primeiro sinal enviado pelo fígado de que está com sobrecarga é pelas emoções. Quando você fica impaciente ou quando os menores problemas parecem enormes, olhe primeiro para seu fígado. Outros sintomas incluem irritação ocular, visão embaçada, dores de cabeça, mau humor ou oscilações de humor, prurido, erupções da pele, acne, furúnculos, fadiga, confusão mental, dor ou rigidez no ombro direito, congestão no nariz, nos seios nasais ou no peito, baixa energia, tempo de reação lento, estresse mental ou emocional, insônia, vontade e abuso do álcool, sono agitado e ondas de calor.

Por isso o fígado é um ótimo lugar para mandar energia cardíaca! Quando você faz isso, pode ver diversas reações fisiológicas, incluindo transpiração, alívio da tensão e/ou uma necessidade de usar o banheiro! Depois de trabalhar no fígado, instrua seu paciente a beber bastante água para ajudar a eliminar as toxinas liberadas de seu organismo.

Vesícula biliar

A vesícula biliar é um pequeno órgão oco (com apenas 76 por 38 milímetros) que se localiza logo abaixo do fígado. Ela armazena e concentra a bile fabricada no fígado e a libera quando a gordura entra no trato digestivo. Podem se formar pedras na vesícula, restringindo esse fluxo e causando desconforto. Você pode enviar energia cardíaca para ela enquanto trabalha no fígado.

Rins e glândulas suprarrenais

Os dois rins se localizam na região posterior da cavidade abdominal, fora da parede do abdome, em cada lado da coluna. Cada um tem aproximadamente o tamanho de uma mão fechada. O rim direito fica logo abaixo do fígado, e o rim esquerdo, logo abaixo do baço, aproximadamente no nível das vértebras T12 a L3. O rim direito costuma ficar um pouco mais baixo do que o esquerdo para acomodar o fígado. As glândulas suprarrenais se localizam em cima de cada rim.

Os rins filtram e regulam a água do sangue. Cerca de 200 litros de sangue são filtrados diariamente. Destes, aproximadamente dois litros de toxinas e água em excesso são eliminados e mandados para a bexiga na forma de urina. Para fazer bem seu trabalho, os rins demandam o consumo adequado de água todo dia, como alimento e bebida.

Na medicina tradicional chinesa, os rins regulam o corpo todo, incluindo bexiga, útero, próstata, pâncreas, baço, sistema linfático, coração, ligamentos, pressão sanguínea, libido, ouvidos, couro cabeludo, músculos da lombar do lado esquerdo, músculos das costas do lado esquerdo, ombro e cotovelo esquerdos, panturrilhas, coxas, bíceps, tríceps, antebraços, pulsos, joelhos, tornozelos e todos os dedos das mãos e dos pés. O fígado regula o ombro direito, o peitoral direito e os músculos do trapézio. Um indicativo do desequilíbrio nos rins é uma bolsa embaixo dos olhos, vermelhidão, rugas em excesso ou olheiras. A área embaixo do olho esquerdo corresponde ao rim esquerdo, e a área sob o olho direito, ao rim direito. Independentemente de sua idade, a área sob os olhos deve ser macia e sem manchas.

As glândulas suprarrenais são os aceleradores do organismo. São os órgãos que nos fazem levantar e sair em uma emergência, fonte de uma resposta para a luta ou a fuga. Elas produzem vários hormônios e esteroides, incluindo a adrenalina, o cortisol e os hormônios sexuais. O problema é que, em um mundo repleto de estresse constante, as suprarrenais costumam ficar presas em um modo hiperativo. Isso pode fazer com que elas produzam cortisol demais, podendo causar ganho de peso, fadiga, confusão mental, desejos e oscilações de humor.

Além do estresse emocional diário, sustâncias como cafeína, medicamentos, conservantes, corantes e outros aditivos alimentares podem estressar rins e suprarrenais.

Envie energia cardíaca ao rim e às suprarrenais com a intenção de equilibrá-los e reparar qualquer dano.

Intestinos grosso e delgado

Os intestinos grosso e delgado desempenham funções bem diferentes. No intestino delgado acontece a maior parte do processo digestivo e os nutrientes são absorvidos pelo sangue. O intestino grosso absorve água dos alimentos e excreta os resíduos sólidos. A junção dos dois intestinos é controlada pela válvula ileocecal, localizada no meio do caminho entre o umbigo e o osso do quadril direito.

Órgãos, Glândulas e Fisiologia 97

A válvula ileocecal impede que os resíduos do intestino grosso voltem para o intestino delgado. Quando essa válvula não fecha por algum problema, o resíduo entra no intestino delgado, onde pode ser absorvido pelo sangue. Se a válvula não abre, isso pode impedir a passagem dos resíduos para a eliminação pelo intestino grosso. O mau funcionamento da válvula pode resultar em doenças, muitas vezes diagnosticadas como síndrome do intestino irritável ou síndrome da válvula ileocecal. Essa síndrome apresenta uma grande variedade de sintomas, tais como dor no ombro direito, no lado direito da pelve, na lombar e ao redor do coração; sintomas de gripe, febre, zumbido no ouvido, náusea, dor de cabeça, pseudoinfecção dos seios da face, mau hálito, palidez, olheiras, tontura, sede repentina e problemas intestinais (diarreia/constipação).

Você pode enviar energia para todo o sistema intestinal, prestando uma atenção especial ao lado inferior direito do corpo para amparar a válvula ileocecal. Ao usarmos a intenção, podemos direcionar a energia com maior especificidade do que conseguíamos antes.

Baço

O baço é uma parte importante do sistema imunológico e auxilia na prevenção da infecção. Localiza-se na parte superior esquerda do abdome, atrás do estômago. Por ser protegido pela caixa torácica, é difícil de senti-lo quando não está inchado.

Ele remove células sanguíneas antigas e é capaz de produzir e armazenar novos glóbulos vermelhos. Contém também mais da metade dos monócitos (um tipo de glóbulo branco) do organismo, envolvidos no reparo de tecido danificado. Os monócitos são um mecanismo de reparo emergencial e se aglomeram na área da lesão. Depois de um ataque cardíaco, por exemplo, o baço solta grandes quantidades de monócitos, que se juntam em volta do músculo cardíaco danificado para auxiliar no reparo.

O baço é um órgão bastante singular. Em outros órgãos, o sangue corre por uma série de artérias, capilares e veias. Porém, no baço ele entra e é jogado em pequenas cavidades parecidas com poças, chamadas sinusoides. O sangue sai do baço ao se apertarem as células. Enquanto o sangue é espremido, parasitas nascidos nele, células sanguíneas antigas e dano oxidante são retirados. Em outras palavras, o baço filtra e reabastece o sangue e constrói um suprimento emergencial de glóbulos brancos especiais para reparo dos tecidos.

Esse órgão reage às mudanças no organismo. Durante e depois da digestão, ele aumenta de tamanho. A presença de infecção também pode aumentar o baço. Se ele ficar grande demais ou sofrer um golpe traumático, pode se romper.

Colocar energia no baço é uma boa forma de ajudar a equilibrar esse órgão, renovando o sangue e melhorando o sistema imunológico.

Sistema linfático

O sistema linfático serve para coletar, filtrar e drenar os fluidos entre as células do organismo e extracelular, além de transportar e abrigar certas células imunológicas especializadas. Consiste em um sistema de dutos e nódulos espalhados pelo corpo. Em razão da sua natureza dispersa, provavelmente é melhor trabalhar nesse sistema usando um ícone (veja o capítulo 15), mandando por meio dele a energia cardíaca para todo o sistema.

O sistema linfático faz parte do sistema imunológico. O baço, o timo e a medula óssea estão ligados por esse sistema, responsável por movimentar o fluido linfático, que conduz os linfócitos pelo corpo. A linfa deriva do plasma sanguíneo. Quando o sangue corre pelo leito capilar do corpo, desacelera o suficiente para deixar o plasma (a parte líquida do sangue) penetrar nos tecidos, entregando nutrientes, oxigênio e hormônios às células. Quando esse líquido deixa as células, retira os detritos celulares. Ele é então recolhido pelo sistema linfático.

A linfa corre em uma única direção, desembocando nas veias subclávias abaixo da clavícula pelos dutos linfáticos. O duto direito drena o fluido saído do quadrante superior direito do corpo. O duto esquerdo drena o fluido linfático saído do restante do corpo.

O corpo tem de 600 a 700 linfonodos. Eles filtram a linfa antes de ela voltar para o sistema circulatório. Também cercam e eliminam células cancerígenas. Ao contrário do sistema circulatório, o sistema linfático não tem bomba. A linfa se move pela ação dos nossos músculos.

Quando os tecidos linfáticos ou linfonodos ficam inflamados, danificados ou destruídos, a linfa não consegue drenar a área direito, resultando em uma condição denominada linfedema.

Você pode tentar trabalhar no sistema linfático nas regiões do corpo imaginando a linfa correndo com facilidade. Também dá para fazer isso em todo o sistema linfático depois de você aprender como trabalhar com ícones no capítulo 15.

Acho interessante que as partes do organismo envolvidas com a proteção do sistema imunológico ficam em geral onde nos sentimos mais vulneráveis: parte interna das coxas, barriga, debaixo do braço, em cima do peito e no pescoço.

Trabalho na fisiologia

Agora que você tem uma ideia geral de como enviar a energia cardíaca com intenção para diferentes partes do organismo, você pode experimentar e ser criativo em seu trabalho de cura. Por experiência própria, o incrível é que quase tudo que você tentar para curar o corpo funciona.

Neste capítulo, discutimos a estrutura e o funcionamento de muitos dos órgãos e glândulas mais importantes do corpo. Com certeza não discutimos todos eles. Mas você pegou o espírito da coisa. Se houver problemas em certas partes do organismo, apenas envie a energia cardíaca para elas com as intenções definidas com um conhecimento melhor de anatomia e fisiologia, medicina tradicional chinesa ou qualquer outra modalidade de cura.

Você pode até tentar trabalhar em partes específicas das células (como as mitocôndrias, as usinas metabólicas de nossas células) ou em genes, proteínas, ácidos nucleicos ou segmentos moleculares específicos (como os telômeros e a telomerase, envolvidos no envelhecimento, ou a glutationa, envolvida no combate aos radicais livres), dependendo de seu interesse e de seu entendimento de fisiologia e bioquímica em outros níveis. Nós só estamos começando a explorar essas possibilidades.

Claro que nenhum órgão ou glândula é uma ilha. Todos eles interagem, e um ampara o outro na dança milagrosa da vida. Portanto, quando você começa a trabalhar em uma parte, sua atenção e foco logo podem virar para outra, seja pela intuição ou pelas reações de quem recebe a energia cardíaca. No TQ1, a recomendação é seguir a dor. No TQ2, é: siga o problema, seja aonde for que ele o leve.

Se você não souber bem quais órgãos estão envolvidos mais diretamente no problema, nem como ou por que, apenas comece com o problema em si. Se a pessoa estiver sentindo dor, envie a energia cardíaca aonde for para aliviá-la. Se o nível de oxigênio do sangue estiver baixo demais, envie a energia cardíaca para lá, com a intenção de elevá-lo. Se o nível de açúcar estiver em um desequilíbrio caótico entre alto e baixo, envie a energia para equilibrá-lo. Se a pessoa estiver cansada e com energia baixa, envie a energia cardíaca para ela relaxar e se sentir revigorada. Se os indicadores da medicina tradicional chinesa sugerirem certo desequilíbrio específico, envie energia cardíaca para restabelecer o equilíbrio. No capítulo 15, explicaremos como usar ícones para trabalhar em coisas como estas com ainda mais velocidade e facilidade.

A cura pode ser um processo esclarecedor, com uma complexidade além de nossa compreensão. Felizmente, nossa abordagem com o TQ2 pode ser simples: apenas envie seu amor, sua energia cardíaca, e deixe a inteligência corporal assumir daqui. ■

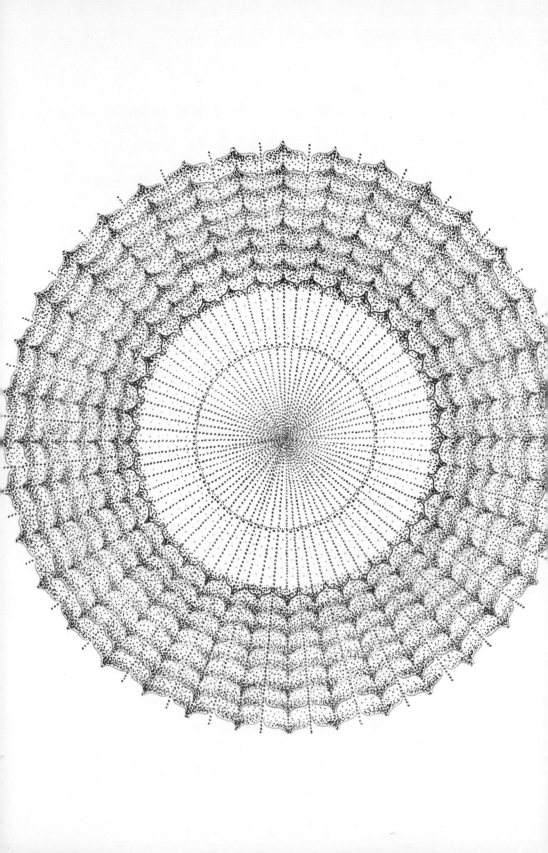

Parte II

Capítulo 9

Alinhamento Estrutural: Ossos e Ligamentos

Não estamos realmente operando milagres, estamos apenas redefinindo o que é possível.

Richard Gordon

Nota: O Toque Quântico 2.0 trabalha com nossa intenção em qualquer nível de especificidade, do corpo todo até os menores detalhes anatômicos. Este capítulo pode ajudá-lo a focar em uma intenção mais específica. Você pode pulá-lo, se preferir trabalhar em um plano mais geral.

O esqueleto humano é uma estrutura incrível que nos permite, quando estamos saudáveis, fazer poses sem esforço, mexer o corpo e interagir com as coisas no ambiente. Entretanto, quando os ossos estão desalinhados e os ligamentos que os unem ficam tensionados ou lesionados, pode surgir uma grande variedade de queixas de saúde, incluindo dor, transtornos de movimento e mau funcionamento dos órgãos. A terapia de alinhamento estrutural, ao realinhar os ossos, costuma curar essas condições.

Quando a maioria das pessoas pensa nessa terapia, vêm à mente imagens de ajustes quiropráticos vigorosos, terapia física, trabalho corporal de tecidos profundos ou talvez até a inserção cirúrgica de uma haste de aço na coluna para corrigir a escoliose. Essas abordagens empregam o modelo antigo de fazer as coisas, pela força. Com o TQ2, conseguimos fazer o alinhamento estrutural sem força, até mesmo sem o toque.

Apresentaremos aqui alguns dos muitos usos estruturais do TQ2. Alguns são bem surpreendentes e inovadores. Outros aplicativos poderiam ser facilmente ignorados, mas são significativos e até óbvios, se pensarmos bem. Para muitos deles, pode bastar apenas trazer sua atenção para as várias partes do corpo que poderiam ser ignoradas.

Quando você estiver trabalhando com as aplicações do TQ2, não precisa mudar o processo de usar a energia cardíaca, a respiração e a intenção. Você simplesmente aplica o processo a estruturas e situações diferentes. No final das contas, estamos buscando o estado ideal do corpo e nem precisamos entender o que isso significa. Nossa intenção é suficiente.

Eis aqui um paradoxo interessante: por um lado, conseguimos afetar o alinhamento estrutural sem saber anatomia e fisiologia e podemos simplesmente confiar na inteligência corporal para fazer o trabalho. Por outro lado, para certas aplicações, pode ajudar muito ou ser até essencial trabalhar com um conhecimento prévio de anatomia e fisiologia; e, quanto mais específico esse conhecimento for, melhor! Acho interessante empregar as duas abordagens, por mais contraditórias que pareçam. Discutiremos esse paradoxo e suas implicações extraordinárias com mais detalhes no capítulo 23.

Quando você trabalhar com essas aplicações, não se preocupe em tentar ser perfeito. Só olhar para uma imagem de uma área do corpo já pode ajudar seu inconsciente a acessar a informação necessária para facilitar o processo. Os aplicativos são fáceis, então vamos começar.

No capítulo 4, você aprendeu como ajustar os quadris. Fazer o mesmo com os ossos no restante do corpo é tão fácil quanto. Você só vai precisar de algum conhecimento básico de anatomia e estará pronto.

Você deve estar se perguntando por que ajuda conhecer um pouco de anatomia para fazer o TQ2. Ao ensinar o TQ1, eu disse que você não precisa conhecer anatomia, precisa apenas cercar a parte afetada do corpo com a energia da força vital e "perseguir a dor". Isso ainda funciona bem com o TQ2. Mas com o TQ2 você também tem a habilidade de acertar a energia de seu coração totalmente no alvo, com mais força e eficácia nas partes anatômicas específicas do organismo, usando intenção e visualização. E para visualizar você precisa de algum conhecimento básico da estrutura corporal. Quanto mais você aprender de anatomia, mais específicas e eficazes serão suas visualizações para curar o organismo.

Em muitos casos, recomendo começar com o TQ2 nos quadris e no cóccix. Os quadris formam a armação para sustentar o tronco e são o final da coluna vertebral. Uma vez alinhados os quadris, você pode continuar a alinhar outras partes do corpo.

Cóccix

O cóccix, também chamado popularmente de osso da cauda, é um segmento triangular na base da coluna. É formado de vários segmentos de ossos, as vértebras coccígeas. Um cóccix normalmente tem quatro, mas algumas pessoas têm cinco ou três. Um cóccix bem alinhado deve se curvar levemente para o centro do corpo. Quando nos sentamos, ele deve ser flexível e se curvar levemente para a frente, ajudando a nos sustentar.

Quedas, lesões e até o parto podem afetar o alinhamento do cóccix. Uma grande fonte de dor nos quadris e nas costas aparece quando tensões e aderências se desenvolvem ao longo dos ligamentos do cóccix, fazendo-o se curvar para a frente do corpo. Esse gancho no cóccix pode comprimir ou estirar em excesso o revestimento sensível da dura-máter em volta da medula espinhal e do cérebro, criando uma tensão que afeta o funcionamento de todo o sistema nervoso. Pela ligação de longa distância entre o cóccix e o osso esfenoide no crânio, um cóccix em gancho coloca tensão sobre o 11º nervo craniano acessório, que por sua vez encurta os músculos do pescoço e dos ombros. Alguns podem sentir dor no cóccix,

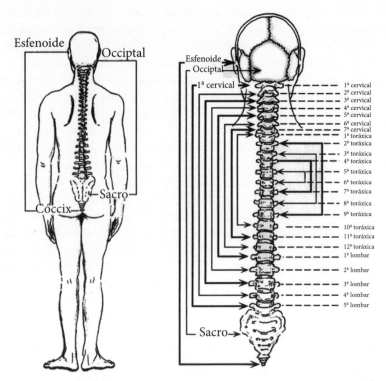

Cóccix, sacro, vértebras da coluna, osso occipital e osso esfenoide

enquanto outros apresentam sintomas indiretos, como dores de cabeça, problemas psicológicos, padrões de escoliose, dor no pescoço e nos ombros, dificuldade para sentar, problemas com sexo, enurese noturna, problemas intestinais, fotofobia extrema, dor no quadril, dor nas costas ou todos eles juntos.

Exercício: Como Equilibrar o Cóccix

Peça para o paciente ficar de pé. Envie energia cardíaca para o cóccix com a intenção de soltar cada vértebra. Imagine o cóccix como um filamento flexível e levemente curvado de pequenas vértebras. Mande seu amor para cada uma delas. Mentalize todos os músculos, tendões e ligamentos relaxados e flexíveis e, com isso, o cóccix entrando no alinhamento certo.

Ligação entre quadris e esfenoide

Depois de ajustar os quadris e o cóccix, é importante fazer o mesmo com o topo do corpo, o crânio. Ele está em cima da coluna e, se ficar desalinhado, a coluna vertebral também fica. É importante observar que quadris e cóccix têm uma relação direta com o osso esfenoide do crânio via coluna vertebral.

Com o TQ2, pode-se trabalhar direto nessa parte do crânio na qual outros terapeutas raramente prestam atenção. O esfenoide é um osso estupendo. Tem um formato complexo e, por se localizar no centro da cabeça, une e ajuda a alinhar muitos outros ossos do crânio. Muitos quiropráticos não sabem ajustá-lo. Um bom terapeuta craniossacral sabe, mas o ajuste pode não durar. Com o TQ2, conseguimos dar ao esfenoide um ajuste que dura muito e pode ser permanente. Isso pode ser espetacular!

Não exageramos ao falar da importância em entender e ajustar o osso esfenoide. Devo essa informação a Don McCann, fundador da Terapia Energética Estrutural (Structural Energetic Therapy® – SET). Don tem uma lista com quase 200 benefícios do ajuste do osso esfenoide. Ele adora usar a técnica do TQ2 para isso e encoraja todos os praticantes da Terapia Energética Estrutural a aprendê-lo. Como trabalhar no esfenoide com o TQ2 é sempre tão completamente singular, dedicamos todo o capítulo 19 a essa aplicação.

Coluna vertebral

Em seguida, podemos trabalhar com toda a extensão da coluna. A coluna vertebral sustenta o tronco e protege a medula espinhal, que tem mais ou menos o mesmo diâmetro de seu dedo. Ela é revestida por uma bainha e cercada pelo líquido cefalorraquidiano, que protege a medula espinhal dentro da coluna vertebral. A medula espinhal tem milhões de fibras nervosas. Os nervos formam o circuito elétrico do corpo e quase todos se originam na coluna vertebral (à exceção dos cranianos).

Recomendo trabalhar na coluna vertebral antes de passar para questões orgânicas, pois todos os órgãos são energizados pelo sistema nervoso. Se uma vértebra estiver desalinhada, gera-se uma pressão na medula espinhal e nos nervos que saem dessa área. Até mesmo um leve pinçamento no nervo pode prejudicar a transmissão dos estímulos elétricos. Se houver um bloqueio no sistema nervoso, até um órgão saudável normal deixa de funcionar bem. Energizar um órgão sem reparar o sistema nervoso é como trocar uma lâmpada em uma rede elétrica ruim – afinal, o problema pode não ser a lâmpada.

A coluna divide-se em quatro partes: cervical, torácica, lombar e sacro/cóccix. Cada uma delas tem diferentes formatos e funções.

A cervical é formada por sete vértebras (C1 a C7). Elas têm a maior amplitude de movimento de toda a coluna, permitindo-nos pender e virar a cabeça. As duas vértebras principais que facilitam a rotação são a C1 (atlas) e a C2 (áxis). Elas podem se desalinhar quando houver uma rotação no esfenoide e/ou uma inclinação no occipital. Um pescoço bem alongado forma uma curva reversa convexa para a frente em C.

Um golpe na cabeça, a contração do pescoço, dormir na posição errada, a má postura e levantar peso da forma errada podem resultar em um desalinhamento (subluxação) da atlas (C1). Esse tipo de desalinhamento é visível como uma inclinação da cabeça para um lado com o queixo levantado na direção oposta. Isso restringe o fluxo sanguíneo do cérebro. Os músculos na base do crânio e do pescoço se comprimem, causando um agravamento adicional dos nervos que saem ou passam pela coluna nessa área, gerando dores no ombro, nas costas, nos joelhos, nas panturrilhas e nos pés. Outro sinal de subluxação da atlas é o encurtamento de uma das pernas.

A subluxação da C1 também gera dores de cabeça, dor muscular, fadiga, tontura, zumbido nos ouvidos, alergias e pressão alta. Trabalhe por um bom tempo nessa área para ajudar seu paciente na cura de uma série de enfermidades.

As vértebras torácicas (T1 a T12) sustentam as costelas, que protegem os órgãos do tórax. Essa área da coluna se movimenta menos do que a cervical ou a lombar. Normalmente, a coluna torácica forma uma curva convexa em C para trás, oposta ao pescoço.

A coluna lombar tem cinco vértebras (L1 a L5), que são as maiores do corpo. Assim como a cervical, a lombar forma uma curva reversa convexa em C para a frente.

A última vértebra lombar, a L5, fica em cima do sacro, que é formado pela fusão de cinco vértebras, formando uma unidade sólida com o formato de um V que se une à cintura pélvica.

Segue uma lista das vértebras e das áreas do corpo atendidas pelos nervos que saem delas.

C1: glândula pituitária, couro cabeludo, ossos da face, cérebro, ouvido médio e interno, sistema nervoso simpático, olhos, orelhas, suprimento de sangue para a cabeça

C2: olhos, nervos ópticos, nervos auditivos, seios da face, ossos mastoides, língua, testa, coração

C3: bochechas, ouvido externo, face, ossos, dentes, nervo do trigêmeo, pulmões

C4: nariz, lábios, boca, trompa de Eustáquio, membranas mucosas, pulmões

C5: cordas vocais, glândulas do pescoço, faringe

C6: músculos do pescoço, ombros, amídalas

C7: tireoide, bursa dos ombros, cotovelos

Alinhamento Estrutural: Ossos e Ligamentos

T1: braços do cotovelo para baixo, incluindo antebraços, pulsos, mãos e dedos; esôfago e traqueia; coração

T2: coração, incluindo suas válvulas e cobrindo as artérias coronarianas; pulmões, brônquios

T3: pulmões, brônquios, pleura, peito, mama, coração

T4: vesícula biliar, duto hepático comum, coração, pulmões, brônquios

T5: fígado, plexo solar, circulação (geral), coração, esôfago, estômago

T6: estômago, esôfago, peritônio, fígado, duodeno

T7: rins, apêndice, testículos, ovários, útero, córtex adrenal, baço, pâncreas, intestino grosso

T8: baço, estômago, fígado, pâncreas, vesícula biliar, córtex adrenal, intestino delgado, válvula pilórica

T9: córtex adrenal, pâncreas, baço, vesícula biliar, ovários, útero, intestino delgado

T10: rins, apêndice, testículos, ovários, útero, córtex adrenal, baço, pâncreas, intestino grosso

T11: rins, ureteres, intestino grosso, bexiga urinária, medula adrenal, córtex adrenal, útero, ovários, válvula ileocecal

T12: intestino delgado, circulação linfática, intestino grosso, bexiga urinária, útero, rins, válvula ileocecal

L1: intestino grosso, anéis inguinais, útero

L2: apêndice, abdome, parte superior da perna, bexiga urinária

L3: órgãos sexuais, útero, bexiga, joelho, próstata, intestino grosso

L4: glândula da próstata, músculos da lombar, nervo ciático

L5: parte inferior das pernas, tornozelos, pés, próstata

Sacro: ossos do quadril, glúteos, reto, órgãos sexuais, genitália, bexiga urinária, ureter, próstata

Plexo sacral: forma tanto o ciático como outros nervos que seguem para os músculos, articulações e outras estruturas das pernas, dos joelhos, tornozelos, pés e dedos

Cóccix: reto e ânus

Exercício: Como Equilibrar a Coluna

Peça para seu paciente ficar de pé ou sentar confortavelmente. Fique de pé atrás dele. Use seus olhos para mentalizar cada vértebra, enviando sua energia cardíaca para cada uma com a intenção de relaxar os músculos e realinhar a coluna. Se você souber do comprometimento de algumas delas, concentre-se mais nelas. Mas, como nenhuma vértebra está isolada, trabalhar em toda a coluna pode ajudar áreas localizadas a se curar mais rápido.

Ombros

A dor no ombro é muito comum e pode resultar de diversos fatores. Pode ocorrer por desalinhamento da coluna, como discutido anteriormente. Ou pode ser em razão de pontos-gatilho miofasciais, bursite, ruptura dos tecidos conjuntivos, artrite, lesão, aderências ou deslocamento. Com o Toque Quântico, não precisamos diagnosticar a causa, apenas focamos em auxiliar a cura.

Quando tratar da dor no ombro, envie sua energia cardíaca para a área visualizando a estrutura interna do ombro e levando para lá todo seu amor. Se você souber de estruturas específicas envolvidas no problema, pode lhes dar mais atenção. Enquanto você visualiza um ombro em perfeito estado, relaxe e deixe o corpo fazer qualquer ajuste necessário. Seu objetivo NÃO é *controlar* o resultado, mas, sim, enviar energia cardíaca para a área com ele em mente. Você *deixa* o corpo se curar permitindo que a energia vá aonde precisa ir.

Cotovelos

O cotovelo é uma articulação formada pela junção do úmero no braço com o rádio e a ulna, ossos do antebraço, responsáveis pela rotação. A ponta do cotovelo é revestida por uma bolsa ou bursa cheia de líquido que reduz o atrito na articulação. O músculo do bíceps flexiona o braço e o tríceps o estende.

Os tendões e/ou a bursa podem ter inflamação por causa do uso repetitivo ou lesões, provocando uma dor diagnosticada como tendinite ou "cotovelo de tenista" (na parte externa) ou "cotovelo de golfista" (na parte interna). Pessoas com cotovelo de tenista também têm dificuldades em pegar objetos. Você pode concentrar sua energia cardíaca em todo o cotovelo, com atenção especial às partes mais comprometidas na dor.

Mãos e pulsos

As mãos e os pulsos são um milagre da engenharia. A tecnologia robótica está chegando perto de duplicá-los, mas ainda tem um longo caminho pela frente.

Assim como no caso do ombro e do cotovelo, há muitos fatores diferentes de dor no pulso ou na mão. Livre-se da necessidade de diagnosticar um problema (como a síndrome do túnel do carpo) e, em vez disso, envie energia de cura para o pulso e a mão, deixando a energia fluir para qualquer ponto do corpo que precisar para auxiliar na cura.

Siga em frente e trabalhe em qualquer lugar ao longo dos braços e dos ombros se você se sentir levado a isso. Às vezes, problemas nas extremidades podem ser dor reflexa por uma tensão em outro lugar do corpo. Como às vezes o desalinhamento dos pés, joelhos, quadris, pescoço e ombros pode causar dor no pulso, é melhor trabalhar nessas áreas também.

Joelhos

Os joelhos são muito importantes para a qualidade de vida. Eles sofrem muito desgaste. São uma das articulações mais complicadas do corpo e são usados para sentar, levantar, caminhar e correr. Suportam a maior parte do peso do corpo e estão sujeitos a muita tensão.

Envie energia cardíaca ao joelho e a veja fluir pelos ligamentos e músculos ligados a ele. Imagine o joelho funcionando bem. Visualize os ossos, com a cartilagem saudável e o líquido sinovial protegendo a articulação.

Pés e tornozelos

Essas partes maravilhosas do corpo, os pés e os tornozelos, têm muito da complexidade dos pulsos e das mãos, por sustentarem todo o corpo quando ficamos de pé, caminhamos e corremos. Envie energia cardíaca para eles da mesma forma, dando atenção especial às áreas afetadas e, pelo que você conhece de anatomia, às estruturas específicas envolvidas.

Uma das queixas mais comuns nos pés é a fascite plantar, que é a dor no arco e/ou calcanhar do pé. Ela é resultado de uma irritação da fáscia plantar, o ligamento espesso que cobre toda a sola do pé. Esse ligamento distribui o peso do corpo pelo pé enquanto você caminha ou corre. Uma pressão excessiva nele pode resultar em inflamação. Sintomas de fascite plantar costumam piorar de manhã após o sono ou depois de uma caminhada (não durante), pois os tecidos do arco do pé se enrijecem por causa da inflamação.

A dor embaixo do arco também pode se originar nos músculos posteriores da perna, usados na extensão do pé. Da mesma forma, a dor no dorso do pé pode se originar nos músculos anteriores da perna, usados na flexão (levantamento) do pé.

O Toque Quântico é útil para qualquer condição corporal. Em condições de desalinhamento estrutural ou inflamação, o TQ2 costuma produzir resultados surpreendentes em questão de minutos. Aumente a energia cardíaca e a envie diariamente. Aplique-a em tudo. Quanto mais você praticar, mais fortes serão os efeitos. Eu sempre acho inspirador perceber que não conhecemos os limites do que é possível. ■

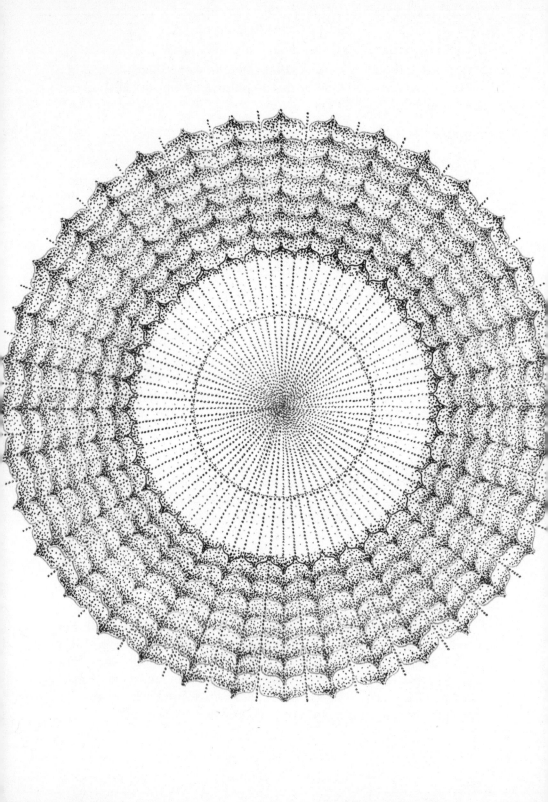

Parte II

Capítulo 10

Perguntas Frequentes

*A beleza não está na aparência; ela
é uma luz no coração.*

Kahlil Gibran

presento aqui algumas das perguntas mais frequentes em meus cursos. Por conveniência, nós as dividimos em categorias.

Como aumentar a energia cardíaca

A energia cardíaca vem do coração ou do chacra cardíaco?

A energia é gerada mais pelo chacra cardíaco do que pelo coração em si. No TQ1, usamos a respiração e a consciência corporal para direcionar a energia. O mesmo acontece no TQ2, mas, ao focar no campo cardíaco, acessamos muito mais o chacra cardíaco. Ao levarmos nosso amor, fortalecemos a energia que é então direcionada para onde escolhermos.

Há algum método de respiração especial?

Qualquer método pode funcionar. Sugiro usar respirações profundas com intenção, mas você ainda pode ser eficaz com uma respiração mais curta. Por experiência própria, ligar sua expiração ao envio da energia funciona muito bem. Envie energia de onde você sentir ser seu centro cardíaco. Renda-se ao amor para melhores resultados.

Qual é a melhor forma de focar?

Na inspiração, relaxe e deixe a energia crescer. Sua respiração e atenção geram coerência. Na expiração, foque totalmente na área aonde estiver enviando energia (lembre-se: a energia acompanha o pensamento). Quando estiver completamente focado, é como se nada mais existisse.

Quanto mais você pratica isso, mais aberto ficará seu coração. Ele amplifica sua habilidade de amar. Isso se torna uma prática vitalícia que você aprende a desenvolver. O coração é o denominador comum de todos os seres. Todos se comunicam por ele. É a linguagem universal. Todas as criaturas respondem ao amor. Quando trazemos essa vibração ao nosso coração, ampliamos a parte mais importante de nosso ser.

O que é deixar-se levar?

Deixar-se levar é um estado de paz interior. É meio como se entregar totalmente a uma banheira quente. Você nem precisa pensar em sentir a deliciosa temperatura da água, você só é encoberto pela experiência. Quando você praticar a abertura, veja se consegue se deixar levar e sentir uma paz silenciosa, linda e maravilhosa. Abra-se e expanda o amor, deixando-o desabrochar como uma flor. Não force... deixe acontecer. Talvez você consiga apagar todos os seus pensamentos e descansar em uma sensação de paz, gratidão ou rendição. Ficar bom nisso o ajudará a ter mais sucesso em suas sessões.

Prática do envio de energia cardíaca

Os resultados melhoram com a prática?

Sim! Enquanto pratica e experimenta, você se surpreenderá e verá resultados incríveis. Seus amigos e sua família ficarão espantados com a cura que você os ajudará a conseguir. Com uma prática regular, você desenvolverá mais coerência da energia cardíaca e conseguirá aplicá-la com mais eficiência.

Posso usar isso com o toque?

Sim, você pode usar o toque enquanto envia energia cardíaca. Na verdade, usar as mãos pode ser bem vantajoso em certas situações. Manter um contato físico com a pessoa pode ser reconfortante para ela. Ter as suas mãos no paciente pode ajudá-lo a manter o foco, principalmente se estiver trabalhando em um local entre elas. Trabalhar sem imposição das mãos pode ser desconcertante e mexer com as crenças de alguns. Em virtude da sutileza do trabalho de cura, algumas pessoas podem não acreditar que aconteceu alguma coisa, mesmo com o desaparecimento dos sintomas. Você pode colocar suas mãos no braço do paciente e trabalhar ao mesmo tempo em qualquer parte do corpo que precisar de cura.

Posso aplicar em mim mesmo?

Sim. Alguns terapeutas parecem mais capazes de fazer isso do que outros. Acho que o importante é se deixar levar. Quando trabalhamos em nós mesmos sentindo dor, podemos ficar mais presos ao resultado. Deixar-se levar parece ser a chave para acionar o processo acelerado de cura do corpo. Mesmo assim, deve haver alguns outros fatores que eu não compreendo, pois nem sempre sou tão habilidoso nisso quanto muitos de nossos terapeutas e instrutores. Acho quase impossível ajustar minha estrutura esquelética usando o TQ, por exemplo. Mas muitos terapeutas me dizem que conseguem fazer isso com facilidade.

Precisamos pedir permissão para fazer isso por alguém?

Há opiniões divergentes quanto a oferecer o trabalho de energia para outra pessoa. Em um trabalho de imposição das mãos, este, claro, é um pré-requisito. Já em um trabalho a distância, pode não ser necessário. Você precisa de permissão para irradiar amor para as pessoas que vê ou para adorar a criança do vizinho que corre alegremente em meio aos regadores? Enviamos amor o tempo todo sem permissão, e isso é natural. Como você não pretende controlar o resultado, apenas coloque sua atenção e, portanto, sua energia na pessoa. Você não está invadindo.

Está irradiando e pedindo pelo bem maior em vez de seu conceito do que deveria acontecer.

Se o osso esfenoide estiver alinhado, podemos enviar energia e tirá-lo do alinhamento?

Por trabalharmos com a inteligência corporal, provavelmente é impossível tirar qualquer coisa de alinhamento com intenção. Se o osso já está em equilíbrio e eu quero que ele se mexa, ele não se mexerá.

Ouvi falar que a dor muscular depois do exercício é causada por microrrupturas e excesso de ácido lático. Podemos regenerar os músculos doloridos com o TQ2?

A dor muscular tardia ou DOMS (sigla em inglês de *delayed onset muscle soreness*) costuma aparecer de 24 a 72 horas após o exercício. Por isso ocorre o estresse muscular excessivo. Passar energia nesses músculos faz maravilhas. Fazer isso depois do exercício ou entre as séries parece dar ainda mais certo do que trabalhar antes de malhar.

Tem alguma coisa que não conseguimos fazer com o TQ2?

Nós, de fato, não conhecemos os limites deste trabalho. Quando estávamos preparando este livro para a impressão, recebi um e-mail de Deborah Gair, uma instrutora de TQ2 da Escócia, relatando seu enorme sucesso na cura das seguintes condições, muitas das quais realmente me surpreenderam:

> *Quanto às sessões de cura em que usei o trabalho cerebral com sucesso, há tantas! Quase todas as várias sessões por caso foram conduzidas a distância, com ou sem Skype ou telefone. Em alguns casos, também usei a Saúde Autocriada [assunto do próximo livro de Richard].*
>
> *Autismo: menino de 9 anos frequentava a escola para "crianças com necessidades especiais". Sua hiperatividade e seu TDA foram tão reduzidos que ele foi matriculado em uma escola comum.*
>
> *Transtorno bipolar: homem com trinta e poucos anos estava prestes a ser diagnosticado como bipolar após dois episódios que precisaram de hospitalização. Ele recebeu uma medicação pesada e um cuidado psiquiátrico intenso. Depois do trabalho cerebral, o diagnóstico de bipolaridade não foi mais necessário. Atualmente ele está estável e sua medicação está sendo retirada.*

Estado depressivo sazonal: *mulher com sessenta e poucos anos sofria muito com isso. Tinha uma depressão grave, falta de energia e cansaço crônico. Agora está 100% assintomática.*

Parar de fumar, dois casos: *homem com quarenta e poucos anos. Com uma sessão, sua vontade de fumar sumiu na hora. Uma senhora de setenta e poucos anos que fumava desde a adolescência agora acha o cigarro nojento e nem deixa ficar perto dela!*

Transtornos alimentares graves: *casos de anorexia e bulimia completamente resolvidos.*

Transtorno dismórfico corporal: *pacientes com problemas psicológicos e compulsiva e negativamente obcecados com seus corpos a ponto de fazerem repetidas cirurgias plásticas e reconstrutivas. Após o TQ2, eles se sentiram tão bem com sua nova imagem que pararam com o vício em cirurgias, tatuagens, etc.*

Síndrome de Raynaud: *aluno de 18 anos com problemas circulatórios graves afetando as extremidades. Completamente resolvido.*

Transtorno do estresse pós-traumático grave: *ex-combatentes, como um homem de trinta e poucos anos depois da guerra do Iraque, por exemplo. Recebeu alta do tratamento psiquiátrico e leva uma vida familiar normal e plena.*

Esta semana mesmo eu tive mais sucessos: alguém com **zumbido no ouvido** *por muitos anos, uma pessoa com* **fobia de voo** *e outra com* **fadiga crônica.**

Este é um ótimo momento para encerrar a parte II e seguir para a parte III: "Habilidades Humanas Inesperadas", na qual demonstraremos como conseguir resultados como esses. ■

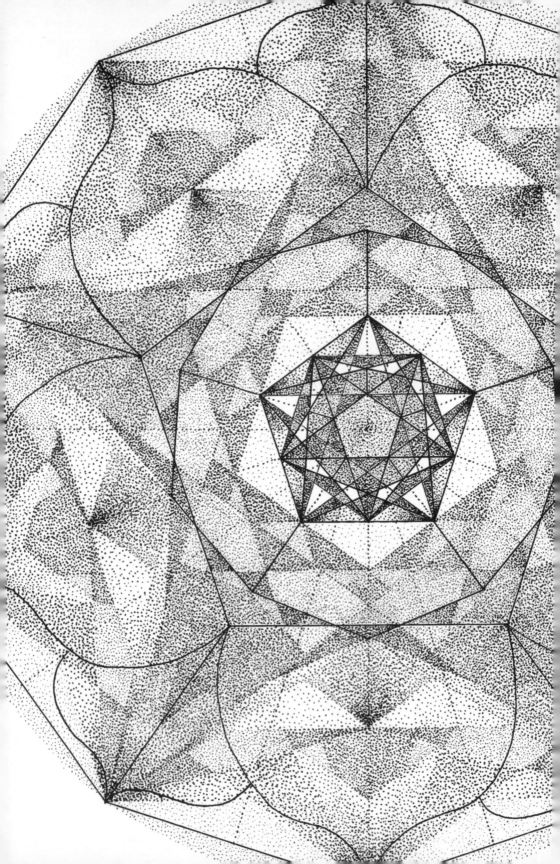

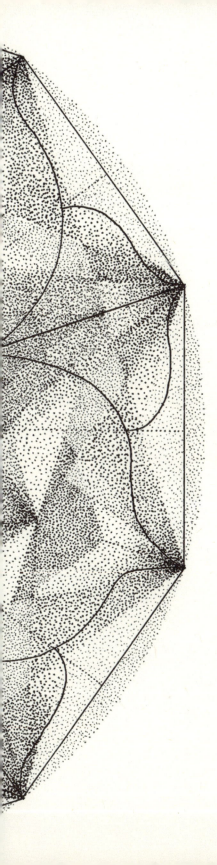

Parte III

Habilidades Humanas Inesperadas

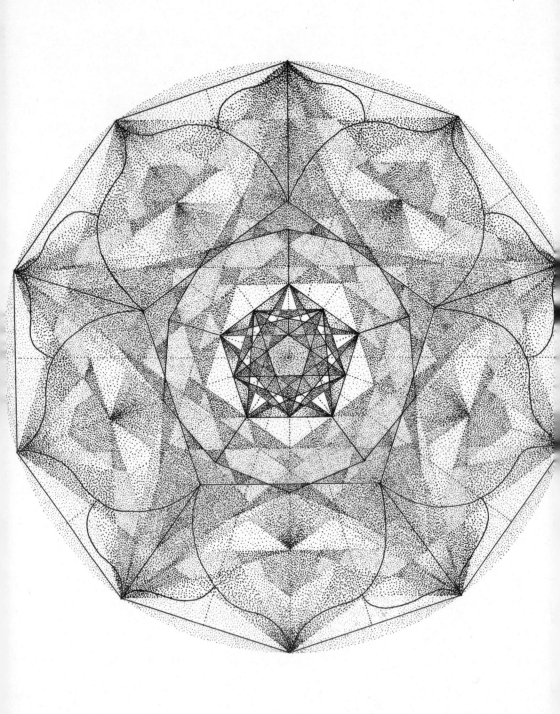

Parte III

Capítulo 11

Trabalho no Cérebro

Acho que este tipo de amor é a parte mágica. O amor é o que aquece o Universo frio.

William Shatner

Q UEM PODERIA IMAGINAR que conseguiríamos trabalhar no cérebro com o TQ2? Mas conseguimos. Nós apenas focamos nossa energia cardíaca e intenção lá, como fazemos em qualquer parte ou sistema do corpo, e pode ocorrer uma cura incrível.

Este pode ser um dos capítulos mais importantes do livro. No entanto, se você preferir ação em vez de discussão, sinta-se à vontade para pular para a parte dos exercícios cerebrais mais adiante neste capítulo.

O grande mistério: cura de cima para baixo

Podermos usar o Toque Quântico 2.0 para trabalhar na dor, na pele, nos músculos, nos ossos, nos órgãos e nas glândulas é incrível. Mas vamos ainda mais longe e fundo agora, no templo físico do corpo, o mais profundo dos mistérios, o cérebro. Os chacras podem governar os aspectos mais sutis do corpo, mas o cérebro governa os aspectos físicos.

Agora conhecemos o cérebro como o lar físico da consciência, dos pensamentos e percepções, de memórias, emoções, sentidos, e de nossa habilidade de nos movimentarmos no mundo. E, com a elaborada rede ramificada do sistema nervoso, o cérebro se conecta diretamente com quase todo tecido e órgão no corpo, sentindo, influenciando, controlando e coordenando o que acontece lá.

Muitas revistas médicas e científicas abordam o cérebro e seu funcionamento na saúde e na doença. Os artigos nessas publicações informam sobre pesquisas feitas em incontáveis laboratórios e clínicas em todo o mundo. Muitas grandes sociedades científicas relativas ao cérebro têm encontros frequentes nos quais milhares de cientistas e pesquisadores revelam e discutem suas últimas descobertas. Novas drogas, aparelhos, terapias e instrumentos para medição, exames e tratamentos do cérebro são desenvolvidos em uma velocidade incrível. O custo das doenças relacionadas ao cérebro e o dinheiro gasto em pesquisa, desenvolvimento e tratamento chegam a muitos bilhões de dólares.

Mesmo assim, fica óbvio a todos os interessados que nossas ciências e tecnologias sobre o cérebro atuais, por mais avançadas e incríveis que pareçam, ainda estão em um estado bem primitivo comparado ao que poderiam se tornar no futuro e comparadas com a sofisticação e complexidade do próprio cérebro. Não importa quanto nos parabenizemos, ainda estamos desajeitadamente arranhando a superfície das possibilidades enquanto desenvolvemos nossa ciência e tecnologia de baixo para cima.

O TQ2, pelo contrário, trabalha de cima para baixo. No nosso modelo de trabalho, o TQ2 funciona, por meio da intenção e da energia cardíaca, com a superinteligência do corpo e do Universo. Nossa hipótese é que essa inteligência compreende as coisas bem melhor do que nós, bem melhor do que jamais compreenderíamos. Ela entende nossas intenções de cura, a anatomia e a fisiologia do corpo e do cérebro; sabe o que precisam para a cura e como realizá-la. Nós apenas colocamos nosso amor e intenção, e a inteligência superior do corpo e do Universo entende e assume daí.

Cada vez mais vemos resultados incríveis com o TQ2 no cérebro e no corpo. Todas as vezes isso parece confirmar de novo que nosso modelo de trabalho realmente funciona. Então, parece mostrar que com o TQ2 podemos conseguir uma cura no cérebro agora que rivaliza ou supera qualquer coisa que um humano perito ou especialista poderia fazer usando o conhecimento, as ferramentas e as terapias mais avançadas à sua disposição. E podemos fazê-lo de forma simples e rápida, sem nem saber muito sobre o que fazemos ou no que trabalhamos.

Este é só o começo para o TQ2 e o cérebro. Mas as histórias que continuam a aparecer são incríveis e empolgantes. Esta semana mesmo encontrei uma instrutora que me contou que ela e um grupo de outros terapeutas usaram o TQ2 em uma criança com autismo e, após algumas sessões breves em grupo, a criança melhorou muito e foi para a escola na série condizente com sua idade. Ela me disse também que usou o TQ2 em alguém com transtorno bipolar e, depois de apenas algumas sessões breves, a pessoa ficou normal. Sempre que orientei os alunos dos meus cursos de TQ2 a focarem a energia cardíaca em partes específicas do cérebro um do outro, eles relataram experiências profundas, difíceis de descrever em palavras.

Como trabalhar no cérebro

Quando trabalhamos no cérebro todo com o TQ2, usamos exatamente os mesmos princípios de antes: energia cardíaca amplificada pela respiração e direcionada pela intenção. Neste caso, colocamos a intenção no cérebro como um todo ou em partes específicas, sistemas, redes ou funções cerebrais, dependendo do nosso conhecimento e interesse. Você não precisa saber nada sobre o cérebro para trabalhar nele, nem se preocupar em cometer um erro. Supomos que a inteligência corporal e o Universo entendam o problema e nossa intenção melhor do que nós e assumam daí, cuidando de todos os detalhes.

A parte mais difícil de trabalhar no cérebro com o TQ2 é aceitar a ideia de que pode ser feito e pode funcionar. Isso é tão estranho! A segunda parte mais difícil é experimentar. E a terceira é se deixar ver e aceitar os resultados quando acontecerem.

Usar o TQ2 para trabalhar no cérebro é como descobrir um continente perdido, um vasto território inexplorado de um pedaço de terra incrivelmente diverso, com muitos nomes estranhos de lugares. Mas o que tranquiliza é que os princípios e as práticas do TQ2 são os mesmos. Se você souber de um problema específico, foque nele, mentalizando que a energia cardíaca trabalhará para curar tudo que for conhecido e desconhecido em relação ao problema. Se você descobrir ou intuir que uma parte específica ou um sistema do cérebro estão envolvidos no problema, concentre sua intenção aí.

Eis aqui um exemplo de como isso pode funcionar. Como experimento, o coautor Chris testou o TQ2 em uma amiga que queria parar de fumar. Ele não fazia ideia de onde focar com energia cardíaca e intenção. Então, lá mesmo no escritório dela, ele usou uma ferramenta de busca no *tablet* com os termos "estruturas cerebrais requisitadas para parar de fumar". As respostas apareceram imediatamente. Várias estruturas foram mencionadas nas primeiras ocorrências, incluindo o tálamo, a amídala, o corpo estriado e o córtex cingulado anterior. Mas a estrutura cerebral da primeira ocorrência era muito interessante para ele: o córtex insular ou ínsula. Havia relatos de pessoas que pararam de fumar espontaneamente depois de danos na ínsula, por acidente ou derrame.

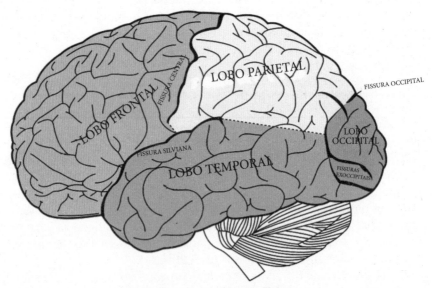

Lobos do cérebro no encéfalo

Como Chris não se lembrava de onde fica a ínsula, ele fez uma busca por imagens para descobrir. Várias imagens apareceram na hora na tela. A ínsula é uma dobra interna bem escondida do córtex cerebral que existe nos dois lados do cérebro, dentro da fissura silviana (também chamada fissura lateral ou sulco lateral), entre os lobos temporais e os lobos frontal e parietal do cérebro. Toda a pesquisa de Chris na internet levou apenas cinco minutos.

Agora ele sabia para onde queria enviar a energia. Então, por apenas dois minutos, ele enviou energia para as duas localizações da ínsula, uma de cada lado, onde ele as visualizou no cérebro de sua amiga, com a intenção de fazê-la perder a vontade de fumar.

Parece que funcionou; ela não fumou por muitos meses. Ela começou de novo mais tarde, por causa de uma situação estressante. Mas, quando a situação passou, ela quis parar de novo. Então, Chris aplicou a mesma técnica de TQ2 e pareceu funcionar uma segunda vez. Se isso aconteceu por um efeito placebo, foi um muito bom. É apenas um caso, mas é um dos aplicativos cerebrais mais potenciais que estamos abertos a pesquisar e praticar.

A melhor parte do TQ2 e do cérebro é que você não precisa se submeter a especialistas renomados nem se sentir inferior porque não sabe ou compreende o que eles estão falando. Se o que parece ser verdade aqui for real, então com o TQ2 estamos totalmente autorizados pela inteligência suprema do corpo e do Universo a trabalhar em qualquer coisa. Agora, se algum especialista ou cientista em qualquer lugar fizer uma descoberta sobre um transtorno ou doença cerebral, uma forma de tratá-la ou ainda uma forma de melhorar o desempenho cerebral em pessoas saudáveis, é muito provável que você possa conseguir trabalhar bem nele com o TQ2. Você só precisa definir sua intenção e passar a energia cardíaca.

Assim como nas outras partes do corpo, se você não vir resultados com o TQ2 ou se eles parecerem promissores, mas não progredirem depois de certo ponto, deve haver questões emocionais mais profundas que contribuem com o problema, que precisam ser tratadas primeiro. Meu próximo livro será sobre Saúde Autocriada, um método desenvolvido por mim para resolver com rapidez e eficácia essas questões emocionais. Depois de cuidar delas, costumamos ver uma solução rápida do problema de saúde com o TQ2.

Fontes de informação cerebrais

Trabalhar no cérebro com o TQ2 está no início. Dava para escrever um livro com as possibilidades inexploradas. Se você tiver vontade de fazer o TQ2 para o cérebro, a profundidade do aprendizado que pode ter é infinita. O conhecimento científico do cérebro e de suas funções se expande a uma maior velocidade do que qualquer um pode acompanhar. Talvez a melhor estratégia seja desenvolver um conhecimento geral e então mergulhar mais fundo onde e quando surgir uma necessidade específica para alguém que você queira ajudar.

Você encontrará infinitos livros e artigos sobre o cérebro nos campos da neurociência, neurologia, psiquiatria, psicologia, entre outros. A internet é provavelmente o melhor recurso gratuito para nos mantermos atualizados. A Wikipedia é um ótimo lugar para rever a localização e as funções de determinada área cerebral. Ou apenas use um *site* de buscas para fazer uma pergunta sobre um transtorno específico e explore os *links* que aparecerem. Descubra quais regiões ou sistemas cerebrais estão envolvidos e então procure suas localizações. Para ajudar, aqui vão algumas das nossas fontes de anatomia cerebral de baixo custo favoritas:

- 3-D Brain (aplicativo gratuito para iPhone e Android)
- Brain Tutor (aplicativo gratuito para iPhone)
- BrainView (aplicativo gratuito para iPhone)
- *Anatomia – Um Livro para Colorir*, de Kapit e Elson. (Bom para o corpo todo, com apenas quatro páginas dedicadas ao cérebro.)
- *The Human Brain Coloring Book*, de Diamond e Scheibel. (Excelente!)
- Allen Human Brain Atlas and Brain Explorer. (Disponível em <http://human.brain-map.org>. Modelo em 3-D gratuito do cérebro todo, incluindo dados sobre o sequenciamento genético, se interessar.)

Exercícios para o cérebro

Aqui há vários exercícios para partes diferentes do cérebro que usei em meus cursos sobre o Toque Quântico 2.0. Esta é a parte favorita da aula para muitas pessoas. Como mencionamos antes, muitas pessoas relatam experiências profundas, embora tenham dificuldade em descrevê-las em palavras. Os alunos pareciam sempre ficar espantados e animados depois de cada exercício. Veja o que você sente.

Provavelmente é melhor fazer estes exercícios com pelo menos outra pessoa. Assim, um pode apenas relaxar e curtir, enquanto cada um dos outros envia a energia cardíaca com a intenção a certa parte de seu cérebro. Se estiver sozinho, você pode tentar fazer os exercícios na frente de um espelho, olhando para uma foto sua ou apenas enviando energia cardíaca dentro de si para seu próprio cérebro. Algo que muitos notam é que, quando enviam a energia para o cérebro de outra pessoa, parecem trabalhar no seu ao mesmo tempo, sentindo os mesmos efeitos e benefícios. Tente cada um dos exercícios por alguns minutos e em então troquem de lugar.

1. Expansão Cerebral

Este costuma ser o último exercício do curso, mas vale a pena falar primeiro dele aqui para quem preferir trabalhar com intenções gerais. É mesmo simples e fácil de fazer. Reúna o máximo de amor que conseguir em seu coração, expanda e preencha todo o cérebro com essa energia. Mentalize essa energia entrando, curando e melhorando cada parte do cérebro. Mentalize essa energia de cura se estendendo para todas as partes do cérebro (e corpo), conhecidas e desconhecidas, envolvidas com qualquer problema específico que estiver tratando. A inteligência do corpo e o Universo assumirão a partir daqui.

2. Lobos Temporais

Encontram-se na parte inferior de cada lado do cérebro (veja a primeira ilustração deste capítulo). Muitas funções estão localizadas nos lobos temporais, incluindo audição, fala, linguagem, percepção e reconhecimento de rostos e objetos e memória. Envie energia cardíaca para um ou os dois lobos ao mesmo tempo. Imagine-se massageando cada um, inclusive do lado de dentro. Se estiver recebendo essa energia, apenas relaxe e observe o que sente. Você provavelmente perceberá alguma coisa, talvez muitas, mas terá dificuldade em descrevê-las.

3. Glândulas Pituitária e Pineal

A glândula pituitária, também conhecida como hipófise, tem aproximadamente o tamanho de uma ervilha e localiza-se na base do cérebro, no meio da cabeça, sobre um nicho no osso esfenoide e na altura da parte inferior dos olhos. É conhecida como a glândula-mestra e secreta nove hormônios fundamentais que regulam todo o equilíbrio bioquímico ou homeostase do organismo.

A glândula pineal tem o formato de uma pinha e é aproximadamente do tamanho de um grão de arroz. Fica perto do centro do cérebro, atrás e acima da pituitária, a cerca de dois terços ou mais do caminho na cabeça e na altura da sobrancelha. Secreta melatonina, um importante hormônio que regula os ciclos diurnos (sono e despertar diários) e sazonais do organismo. Pode provocar experiências espirituais naturalmente induzidas. Com a idade, e possivelmente a exposição ao fluoreto, a pineal muitas vezes se calcifica, o que provavelmente reduz seu funcionamento.

Passar energia cardíaca com intenção nessas glândulas em si mesmo ou em outras pessoas pode levar a uma sensação de paz, compreensão clara e vigor, ou talvez algo mais. Pode também ajudar a abrir essas glândulas para um funcionamento melhor e mais completo.

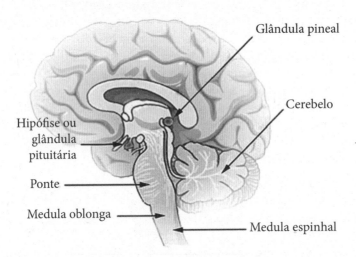

Estruturas do tronco cerebral, incluindo a glândula pituitária e a glândula pineal

4. Corpo Caloso

O corpo caloso é um feixe largo e plano de fibras nervosas, o maior do cérebro, que liga os hemisférios cerebrais esquerdo e direito. Ele une as duas metades, por meio da comunicação entre seus 200 a 250 milhões de axônios. Trabalhar nessa área do cérebro dá uma sensação muito interessante, mas difícil de descrever, e pode ajudar a integrar as qualidades e habilidades dos dois hemisférios, que podem ser resumidas como lógica e intuição.

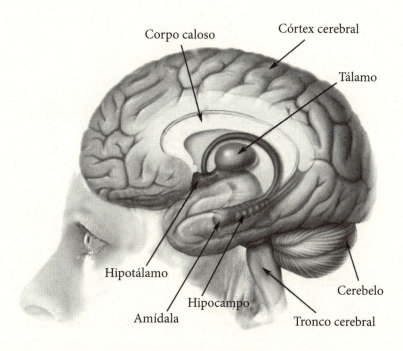

Corpo caloso, amídala, hipocampo e hipotálamo

5. Amídala, Hipocampo e Hipotálamo

O cérebro tem duas amídalas, estruturas no formato de uma amêndoa, localizadas na extremidade frontal do hipocampo, uma de cada lado, dentro da parte central inferior do cérebro, a parte interna do lobo temporal. A amídala está envolvida com a memória e as reações emocionais, principalmente medo e trauma.

O hipocampo, de novo em cada lado do cérebro, dentro do lobo temporal, desempenha um papel central na formação da memória e na navegação pelo espaço – e por textos como este. Quando o hipocampo envelhece ou é danificado por um acidente ou uma doença, a habilidade de formar novas memórias pode ser prejudicada ou perdida.

Ao que parece, estamos descobrindo que enviar energia cardíaca para a amídala e o hipocampo ao mesmo tempo pode ajudar a nos abrirmos e nos livrarmos de memórias baseadas em medo e trauma, libertando a pessoa para ter uma vida mais flexível, livre, plena e feliz.

O hipotálamo tem o tamanho de uma amêndoa e se localiza no tronco cerebral, a parte cerebral primitiva que compartilhamos com

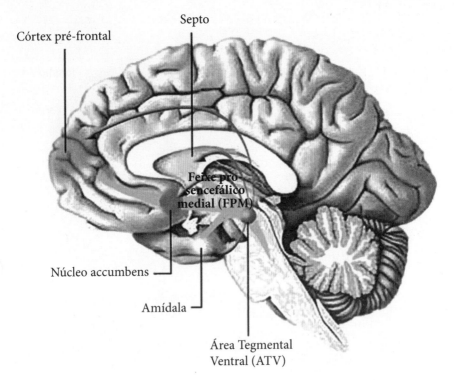

Estruturas cerebrais do centro do prazer e do circuito de recompensa

peixes e répteis, na parte central inferior do cérebro. Liga o sistema nervoso à hipófise e está envolvido com uma grande variedade de funções sensoriais, regulatórias e comportamentais, incluindo fome, sede, temperatura corporal, cheiro, resposta ao estresse, sono, *status* social e atividade sexual.

Sugerimos que enviar energia cardíaca ao mesmo tempo ao hipotálamo, à amídala e ao hipocampo pode nos ajudar a conseguir uma cura mais profunda e abrangente de medos e traumas do passado.

6. Centro do Prazer e Circuito da Recompensa

Várias partes do cérebro estão envolvidas no prazer e na recompensa. As principais localizam-se ao longo do feixe prosencefálico medial (FPM). Incluem-se aí mais notoriamente a área tegmental ventral (ATV), o núcleo *accumbens* e o córtex pré-frontal, bem como o septo, a amídala e partes do tálamo. A liberação de dopamina é o principal sinal neurotransmissor no sistema de recompensa. Esse sistema é complicado, mas basicamente resulta em prazer e reforço de comportamentos, incluindo vícios, sejam eles bons ou maus para nós. Quando cobaias recebem um interruptor para estimular seu FPM, elas o preferem a qualquer outra atividade, até comer. Ficam até apertando esse interruptor a ponto de sofrerem de inanição.

Para tratar vícios ou para explorar as possibilidades do TQ2 no cérebro, você poderia focar a energia cardíaca em todas as partes específicas do circuito de recompensa. Porém é mais simples apenas se imaginar derramando água da frente superior central do cérebro e ela caindo e molhando toda a parte central inferior do cérebro. O corpo parece entender essa metáfora. Se você imaginar esse jorro maior, ele pode massagear a parte de dentro dos lobos temporais ao mesmo tempo. Este exercício pode dar uma sensação de bem-estar ou até êxtase.

Com exercícios como este, todo o cérebro pode começar a parecer um instrumento musical incrível de experiência e amor, com aspectos, dimensões, qualidades e territórios infinitos para explorar, curar e curtir.

Isso é controle da mente?

Cientistas e engenheiros demonstraram que podem penetrar nos cérebros dos animais, com drogas e eletrodos, para controlar seus humores e comportamentos. Baratas e mariposas foram transformadas em robôs vivos que podem ser controlados a distância. Hipnose, mensagens subliminares, publicidade, propaganda, outras manipulações psicológicas e até ideias e textos podem controlar e influenciar crenças e o comportamento de indivíduos e grupos. Então, o TQ2 poderia ser transformado em uma assustadora ferramenta nova para manipular e controlar as pessoas sem seu conhecimento ou consentimento ou contra sua vontade?

Nós achamos que não. Embora mentes, pensamentos e motivações possam ser corrompidos e manipulados, temos certeza de que a energia cardíaca não pode. Segundo nosso modelo de trabalho e experiência, tudo no TQ2 é filtrado pelo coração e orientado pelo eu supremo, para o bem maior do mundo e de todos os envolvidos. A mente pode nos mandar de volta para a Idade da Pedra com ignorância, emoções negativas, abuso egoísta, insensibilidade, trauma e guerras. Mas a energia cardíaca, quando a sentimos e trabalhamos com ela, parece nos conduzir com alegria e amor na direção de um futuro melhor. O TQ2 parece ser capaz apenas de manifestar e responder a intenções positivas, jamais negativas. Se a pessoa, pelo emocional ou por outros motivos, ainda não estiver pronta para curar, ela provavelmente não conseguirá. Se ela começar a sentir mais amor, franqueza, alegria e prazer durante o processo e a experiência do TQ2, ainda terá o livre-arbítrio de abraçá-lo ou rejeitá-lo.

Áreas cerebrais para diferentes condições

Acabamos de começar a explorar as possibilidades do trabalho cerebral com o TQ2. Ao procurar coisas *on-line* ou em livros de referência, você poderá encontrar áreas do cérebro envolvidas em diversos problemas de saúde mentais e físicos. Nossa hipótese é que se você mandar energia cardíaca para essas áreas, com a intenção da cura e de envolver todas as áreas e sistemas, conhecidos ou não, envolvidos, provavelmente terá bons resultados. Na tabela a seguir, você encontrará apenas nossas primeiras suspeitas de como um guia terapêutico cerebral do TQ2 poderia parecer. Na dúvida, tente a técnica da expansão cerebral. Se o TQ2 realmente funciona no cérebro, estamos apenas começando a imaginar as possibilidades.

Sugestão de áreas cerebrais para focar no caso de vários problemas relacionados ao cérebro

Problema relacionado ao cérebro	Possíveis áreas para trabalhar com o TQ2
Transtorno do estresse pós-traumático (TEPT), medo e memórias traumáticas, ansiedade, síndrome do pânico.	Amídala, hipocampo, hipotálamo, prosencéfalo, sistema límbico; sistemas de noradrenalina, serotonina e GABA.
Mal de Alzheimer, perda da memória, demência.	Hipocampo, lobos frontais, inflamação cerebral geral, expansão cerebral.
Mal de Parkinson.	Substância negra, estriato, putâmen, núcleo caudado, ponte, tronco cerebral; sistema de dopamina; inflamação cerebral, expansão cerebral.
Luto (complicado), estresse da separação.	Núcleo *accumbens*.
Derrame.	Foco na área afetada, expansão cerebral.
Tabagismo (simples, pronto para parar).	Ínsula.
Vício em geral.	Para compulsão alimentar e intoxicação: estriato dorsal, núcleo *accumbens*, tálamo e globo pálido. Para síndrome de abstinência e efeitos negativos: amídala, núcleo *accumbens* e núcleo leito da estria terminal. Para preocupação e sofrimento por antecipação: ínsula, hipocampo, córtex pré-frontal e córtex orbitofrontal. Considere o uso de um ícone para representar tudo isso ou tente a expansão cerebral do TQ2.

Trabalho no Cérebro

Depressão, mania, transtorno bipolar.	Prosencéfalo (lobos frontal e temporal) e sistemas límbicos (hipocampo, amídala, giro cingulado), eixo HPA (hipotálamo, pituitária e adrenal), núcleos da rafe, *locus coeruleus*; e os sistemas de serotonina, dopamina e noradrenalina. Considere a expansão cerebral.
Epilepsia.	Acalme o cérebro; aumente o GABA; expansão cerebral.
Esquizofrenia.	Prosencéfalo, rombencéfalo, tronco cerebral, cerebelo, tálamo, maior parte do cérebro; expansão cerebral.
Transtorno obsessivo-compulsivo (TOC).	Sistema de serotonina; expansão cerebral.
Enxaqueca.	Vasos sanguíneos cerebrais; sistemas de serotonina, calcitonina e óxido nítrico; expansão cerebral.
Esclerose múltipla (EM).	Inflamação cerebral geral, sistema imunológico, mielina, cicatrização; expansão cerebral.
Autismo.	Inflamação, flora intestinal, expansão cerebral.
Deficiências de fala e linguagem.	Áreas de Broca e Wernicke.
Experiências extracorpóreas (EEC), de quase morte e místicas.	Fissura silviana.
Experiências místicas e religiosas.	Córtex orbitofrontal medial direito, córtex temporal central direito, lóbulo parietal inferior e superior do lado direito, núcleo caudado direito, córtex pré-frontal medial esquerdo, córtex cingulado anterior esquerdo, lóbulo parietal inferior esquerdo, ínsula esquerda, núcleo caudado esquerdo, tronco cerebral esquerdo e córtex visual extraestriado. [Beauregard & Paquette 2006.]
Psicopatia e sociopatia.	Amídala, estriato ventral, córtex orbitofrontal, córtex cingulado anterior e posterior, córtex pré-frontal, lobo temporal, hipocampo, gânglios basais, ínsula, eixo hipotálamo-pituitária-adrenal (HPA). Expansão cerebral.
Síndrome de Scrooge (egoísmo, falta de empatia).	Egoísmo: córtex pré-frontal ventromedial, córtex pré-frontal dorsomedial e núcleo *accumbens*. Generosidade e confiança: ínsula, área motora suplementar, córtex pré-frontal dorsolateral e junção temporoparietal. [LJ Chang *et al*, Neuron 2011.]

Possibilidades de exame cerebral do TQ2

Neste início de trabalho cerebral com o TQ2, tudo o que temos no momento são histórias intrigantes e experiências pessoais. Este é um campo fértil para a pesquisa de qualquer cientista empreendedor. Aqui, brevemente, seguem algumas questões e abordagens para exame sugeridas que realmente gostaríamos de ver adotadas. Nós e muitos terapeutas de TQ2 ficaríamos felizes em colaborar com os cientistas em projetos como estes.

EEG: A atividade elétrica medida fora do crânio (EEG) responde ao TQ2? Alguns experimentos informais controlados, conduzidos anos atrás por Norm Shealy, M.D., Ph.D., mostraram um forte efeito do TQ1 no EEG (veja alguns de meus resultados em meu livro anterior, *Toque Quântico – O Poder de Curar*). Portanto, não ficaríamos surpresos se o TQ2 também tivesse um efeito significativo e mensurável. Seria interessante ver se os efeitos diferem entre intenções e localizações cerebrais, com diferentes pacientes e terapeutas. O EEG dos terapeutas registra padrões específicos enquanto eles praticam o TQ2?

RMf: A ressonância magnética funcional (RMf) mostra os efeitos em partes específicas do cérebro quando elas ou outras partes são foco da intenção do TQ2? Ocorre alguma mudança funcional no cérebro que persista após uma ou mais sessões? A RMf mostra partes específicas do cérebro nos terapeutas mais ou menos ativas enquanto praticam o TQ? As partes correspondentes do cérebro se iluminam ao mesmo tempo nos praticantes e em seus pacientes? Os pesquisadores Joie P. Jones e Young K. Bae fizeram muitos experimentos com RMf na última década, demonstrando que partes cerebrais específicas respondem ao estímulo de um ponto de acupuntura remoto correspondente. Descobertas surpreendentes como esta com o TQ2 poderiam realmente abrir este campo. Nós só precisamos de colaboradores e financiamento.

TEP/TC/IRM: As sessões de TQ2 mudam a geometria, o metabolismo e o funcionamento cerebral em pessoas saudáveis? E nos vários problemas de saúde, como autismo, mal de Parkinson, Alzheimer ou depois de um derrame?

Psicologia e psiquiatria: Há inúmeras coisas para testar com o TQ2 nesses campos, para incontáveis problemas mentais e emocionais diferentes, tais como química cerebral, comportamento, aprendizado e memória, depressão, transtorno bipolar, dor, aumento do QI, vício, autismo, e muito mais.

Conclusão

O uso do TQ2 no cérebro ainda está nos primórdios. Nos nossos cursos, todos tiveram experiências intrigantes com ele. E os terapeutas de TQ2 têm surgido com um crescente número de histórias de sucessos no tratamento com esta abordagem.

Vista da perspectiva da neurociência atual, só a ideia de que podemos trabalhar em partes específicas do cérebro a distância, sem toque e sem drogas, aparelhos ou cirurgia, é surpreendente. E, se realmente funciona, é espantoso. Esperamos ter uma confirmação científica e mais percepções quando a segunda edição deste livro sair.

Enquanto isso, esperamos que você dê uma chance ao trabalho cerebral com o TQ2, por você e pelos outros. E nos conte, por favor, seus resultados, suas experiências e suas novas aplicações. ■

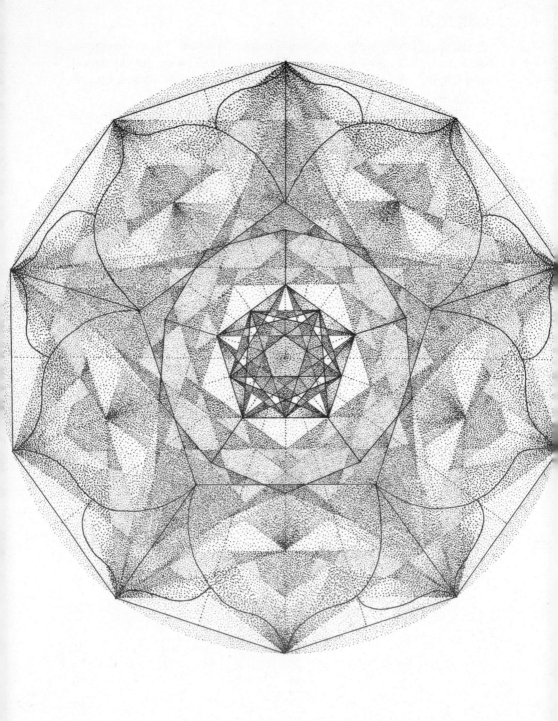

Parte III

Capítulo 12

Toque Quântico Auricular

A intenção humana pode influenciar significativamente as propriedades dos materiais e a natureza da realidade.

Dr. William A. Tiller

AS IDEIAS PARA NOVAS APLICAÇÕES podem vir de quase qualquer lugar. No meio da década de 1990, visitei uma loja de ervas e tive uma ótima conversa com um herborista/acupunturista. Algum tempo depois, ele reclamou de fortes dores dentro da boca. Sabendo que há pontos de acupuntura na orelha, perguntei: "Onde fica o ponto de acupuntura auricular para a boca?". Ele apontou para um ponto em sua orelha.

Como eu não sabia como fazer o TQ2 na época, coloquei um dedo em cada uma de suas orelhas sobre os pontos que ele me mostrava. Ele esbugalhou os olhos de surpresa e espanto e me perguntou o que eu estava fazendo. Ele me disse que toda sua boca parecia latejar. E eu sentia uma energia intensa parecida com uma agulha saindo de cada dedo no ponto da boca onde eu tocava. Quando terminei, alguns minutos depois, ele disse que as dores diminuíram na hora. Ele me ligou alguns dias depois e disse que as dores desapareceram completamente e não voltaram mais.

Estamos descobrindo com o TQ2 que, seja qual for a cura que você faça com suas mãos, também pode fazer sem elas. Então achei que seria realmente interessante testar um novo aplicativo, a auriculoterapia sem toque, em um curso de TQ2 em Los Angeles. Na auriculoterapia, as partes do corpo recebem pontos correspondentes na orelha, como um feto invertido. Mas achei que, em vez de focar a energia cardíaca em apenas um ou outro ponto, poderíamos enviar energia para a orelha toda, curando o corpo todo de uma só vez.

Era o segundo dia de curso, em 2 de setembro de 2012. Pedi para os participantes se reunirem em círculos de três ou quatro pessoas, e me juntei a um deles. Primeiro, nós todos enviamos energia para a orelha esquerda inteira da pessoa à nossa direita por três minutos. Depois nos viramos e fizemos o mesmo com a orelha direita da pessoa à nossa esquerda. Em seguida, houve um burburinho de animação e entusiasmo na sala, quando as pessoas compartilhavam suas experiências de calor, formigamento e cura geral.

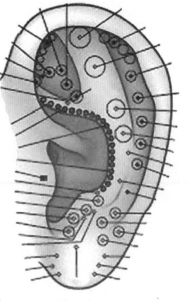

Pontos de acupuntura auricular

Com o TQ2, você pode direcionar a energia para as orelhas com a intenção de ajudar a curar o que a pessoa precisa usando os pontos mais apropriados para seu bem maior. Este é um modo bem rápido de trabalhar no corpo todo.

Então, nós fazemos na orelha toda, dentro e fora?

Sim, você faz na orelha toda com a intenção de trabalhar em todos os pontos úteis, conhecidos ou não. Mentalize a energia viajando para as partes do corpo em que for mais necessária. Provavelmente é bom fazer isso nas duas orelhas e talvez usar um ícone ao mesmo tempo.

Dá para fazer isso com pontos de acupuntura ou acupressão e meridianos?

Por que não? Parece que quase tudo que tentamos com o TQ2 funciona muito bem. Quando enviamos intenção de cura e energia cardíaca juntas, o corpo e o Universo parecem entender e fazer a cura mais adequada e necessária.

Tanto os meridianos de acupuntura como os pontos de auriculoterapia formam mapas do corpo que podemos experimentar para guiar nossa intenção de cura. Mas eles não são os únicos. Se fizer uma busca na internet, encontrará mapas reflexos do corpo semelhantes que as pessoas descobriram e com que trabalharam nos pés e nas mãos (reflexologia), no rosto e no couro cabeludo e até nas íris dos olhos (iridologia). Há também pontos-gatilho e de pressão, além de talvez outros pontos no corpo, usados nas várias modalidades de cura. Não seria surpresa se todos esses mapas e pontos funcionassem com o TQ2. Por outro lado, é difícil algo que supere a orelha em seu fácil acesso e foco para atingir todo o corpo de uma vez só.

Como sempre, nós o encorajamos a explorar e testar coisas novas com o TQ2, seguindo seu conhecimento, seus interesses e sua intuição. Se você descobrir algo interessante, por favor nos informe. ■

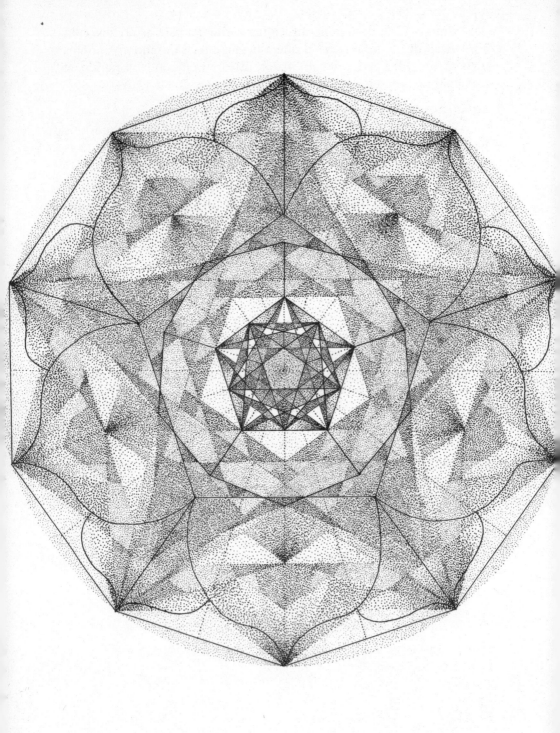

Parte III

Capítulo 13

Melhora do Desempenho – Palestrantes, Atores, Cantores, Artistas, Atletas e na Vida

Como não conhecemos os limites do que é possível, vamos soltar nossa imaginação para explorar e descobrir.

Richard Gordon

AO FAZER EXPERIÊNCIAS COM O TQ2, você pode descobrir novos aplicativos apenas passando a prestar atenção a um problema e aplicando um pouco de criatividade e experimentação. Apresento aqui alguns aplicativos que podem ajudar nas várias situações da vida. Mais do que isso, espero que compartilhar essas abordagens clareie sua imaginação para descobrir quantos novos aplicativos do TQ2 você quiser.

Medo de falar em público

Um dos medos mais comuns das pessoas é falar ou se apresentar diante de um grande público. Aqui está uma forma de usar o TQ2 para ajudá-lo a superar esse medo.

Acho que as pessoas têm tanto medo ao falar ou se apresentar para muitas pessoas ao mesmo tempo por não estarem muito acostumadas a incluir tantas pessoas no seu espaço. Quando o número de pessoas fica acima da nossa esfera de comunicação confortável, podemos nos sentir nervosos e indispostos com todos esses estranhos que poderiam nos julgar.

Para acessar esse medo e ver com que leveza pode ser mudado, imagine-se na frente de uma plateia bem grande e possivelmente crítica. Sinta o medo ou a ansiedade. Sinta seu corpo se contrair, sua respiração ofegante e o suor nas mãos. Você pode querer fugir. Pode até sentir um desejo de se dobrar em posição fetal. Saber como você reage o ajudará a mudar as coisas na próxima vez que se apresentar.

Agora, passe energia cardíaca nessa cena e deixe seu campo de amor se estender às pessoas na primeira fileira de sua plateia imaginária. Quando estiver pronto, deixe a energia expandir e inclua outra fileira e depois mais outra. Aos poucos, encha toda a sala com sua energia. Não se sente melhor agora?

Quando surgir uma oportunidade de apresentação na vida real, a melhor atitude é expandir sua energia cardíaca para além da sala ou do anfiteatro antes de pegar o microfone e até antes de subir ao palco ou entrar no local. Incluir todos em seu espaço energético pode tirar a sensação de indisposição e o medo do desconhecido "outro". Um benefício adicional é que você fará uma cura sutil na plateia. As pessoas sentirão seu amor e gostarão mais de você como resultado dessa ação interna sutil.

Costuma-se dizer que os melhores palestrantes e artistas iluminam todo o lugar ao subirem ao palco. Os espectadores sentem uma ligação pessoal instantânea com eles, até da última fileira. Talvez esses palestrantes e artistas tenham descoberto sem querer como ampliar e

Melhora do Desempenho – Palestrantes, Atores, Cantores, Artistas, Atletas e na Vida 141

expandir sua energia cardíaca para preencher o espaço e incluir todos. Agora você tem o conhecimento e as habilidades para fazer isso sozinho.

Atores

Eu moro em Los Angeles e conheço atores de vez em quando. Em um café que frequento, uma atendente atraente reclamava atrás do balcão de não conseguir ser contratada para trabalhos de interpretação, apesar de ir a vários testes. Em alguns minutos lhe ensinei alguns ajustes de energia que logo corrigiram essa situação.

Muitos atores interessantes procuram por trabalho, e muitos deles podem atuar muito bem. Multidões de atores talentosos podem esperar em longas filas para conseguir um teste. Então, o que separa aqueles que são selecionados daqueles que não são? A resposta é energia. Eu a treinei da seguinte maneira para ela conseguir um bom papel em uma série.

Primeiro, ensinei-a passar energia cardíaca. Depois lhe disse que, antes de ir para o teste, deveria carregar seu campo de energia com amor e gratidão. O próximo passo, assim como para qualquer palestrante ou artista, seria deixar sua energia se expandir e encher a sala ou, melhor até, todo o quarteirão. A energia cardíaca é o campo de seu carisma, e você pode ajustar a energia para contrair ou expandir seu espaço. Neste caso, ela iria querer aumentá-la até deixá-la enorme.

Quem testa os atores realmente não compreende por que uma pessoa tem aquela qualidade especial e a outra não, mas eles podem sentir. Tem a ver com o campo de energia do ator. Não é algo consciente, mas dá mesmo para sentir a diferença. Quando alguém tem um campo de energia cardíaca gigantesco, é como se você não conseguisse tirar os olhos dele.

Essa atriz praticou a expansão da energia cardíaca e seguiu minhas instruções para seu próximo teste. Ela impressionou e encantou os produtores com sua energia e conseguiu o papel, lançando sua carreira. Chega de servir café!

Cantores

Os cantores ficam realmente maravilhados ao ver como o TQ2 pode melhorar suas vozes profundamente na hora. Demonstrei isso muitas vezes. Se estiver com um cantor que quiser melhorar sua voz, pedirei para ele cantar alguns compassos de uma música para sentir a tensão em sua garganta e ouvir as qualidades vocais que está produzindo. Depois de enviar energia cardíaca para a área de sua garganta por alguns minutos, sua voz sai mais fácil e suave, sem esforço, e todos conseguem ouvir que suas qualidades tonais estão bem melhor.

Também treinei cantores a mergulhar em sua energia cardíaca e amplificá-la enquanto cantam. O resultado costuma ser espantoso pela diferença que faz na entonação vocal, na expressão e no impacto na plateia.

Para ajudar os cantores a ter um melhor desempenho, antes de um show ou uma gravação, faça o seguinte:

Inunde toda sua caixa vocálica, cordas vocais, laringe, garganta, etc., com energia cardíaca. Passe de três a cinco minutos enviando energia a todas as áreas conhecidas e desconhecidas que precisarem de suporte. Você também pode enviar sua energia para o coração deles, ajudá-los a sentir e compartilhar o amor e também a encontrar sua zona de apresentação ideal, entrar e ficar nela. Dessa forma, o TQ2 pode ajudar a fazer músicas lindas.

Artistas plásticos e performáticos

Você já se perguntou por que um quadro famoso é muito mais maravilhoso ao vivo do que em uma foto ou pôster, por melhor que seja reproduzido? E por que uma apresentação ao vivo é muito melhor do que um vídeo, mesmo com o ótimo trabalho do câmera? Talvez, de alguma forma, o quadro original tenha absorvido, guardado e emanado as qualidades da energia cardíaca e da inspiração do artista no momento da criação. E talvez, em uma apresentação ao vivo, aconteça uma comunicação real de uma energia cardíaca para a outra, entre o artista e seu público, que ainda não possa ser captada em filme ou mídia digita.

A arte, na minha opinião, é comunicação. Colocar a energia cardíaca na sua obra de arte a torna mais acessível e agradável para você e as pessoas que a vivenciam. Seu amor realmente tem impacto. Quanto mais você se conecta com esse amor e o expressa pela arte, mais ela será bem recebida e prazerosa de produzir.

Apenas passe a energia cardíaca o mais fundo que conseguir enquanto se apresenta ou produz sua arte. Sempre experimente para ver se consegue ir mais fundo nessa energia. Deixe seu amor viver.

Grande melhora no desempenho e na recuperação de atletas

Daria para escrever um livro inteiro sobre como melhorar o desempenho atlético com o TQ2.

Fui à famosa Gold's Gym original em Venice, Califórnia, onde Arnold Schwarzenegger costumava malhar. MK, um dos treinadores, concordou em trabalhar comigo para ver o que poderia ser feito para melhorar a recuperação e o desempenho atlético. Assim como um mágico preparado de antemão, coloquei uns bilhetinhos em vários bolsos antes de chegar à academia.

MK me apresentou a um de seus clientes, Jake. Ele estava com cerca de 40 anos, malhava há uns seis meses e estava uns quilos acima do peso. Disseram-me que Jake conseguia fazer no máximo três séries de 25 abdominais na máquina, 75 no total.

Jake completou sua primeira série de 25 abdominais como previsto e, enquanto ele descansava por uns 90 segundos, passei energia para seu abdome. Para surpresa de MK, Jake fez uma segunda série de 50 abdominais. Passei mais energia entre as séries e ele fez uma terceira de mais 50 abdominais. "Como se sente agora?", perguntei. Ele disse que se sentia bem e estava pronto para fazer pela primeira vez uma quarta série. MK ficou perplexo e concordou. Na quarta série de Jake, ele fez 50 abdominais de novo. Durante essa última série, comentei baixinho com MK: "O movimento dele está mais amplo e a execução está bem melhor!". "Eu sei, estou vendo!", MK respondeu.

Jake disse: "Nunca tinha feito tantos assim antes!". Enfiei a mão em um de meus bolsos, tirei de lá um pedacinho de papel dobrado e o entreguei para MK. Estava escrito: "Nunca tinha feito tantos assim antes!". MK riu e me acusou de conspirar com seu cliente. Eu brinquei: "Ah, claro, nós nos encontramos lá fora e eu lhe disse para fazer 175 abdominais em vez de 75". Perguntei a Jake como ele se sentia agora. Ele respondeu: "Nem parece que eu malhei". Enfiei a mão no outro bolso e dei outro papelzinho dobrado para MK. Estava escrito: "Nem parece que eu malhei".

Quando todos paramos de rir, MK orientou Jake a fazer agachamentos profundos na máquina. Passei energia em apenas uma das coxas de Jake. Depois de algumas séries, pedi para ele avaliar como se sentia. Ele soltou cada perna por uns segundos, agachou mais algumas vezes e disse: "Daria para fazer do outro lado, por favor?". Mostrei um terceiro papelzinho para MK, no qual estava escrito: "Daria para fazer do outro lado, por favor?".

Essas respostas foram tão previsíveis assim.

Quando os atletas malham, é comum sentirem uma dor muscular tardia. Isso costuma acontecer de um a três dias depois de exercícios intensos. Essa dor pode ser prevenida se passarmos energia nos músculos depois do treino. Mas, se a dor e a contratura muscular se desenvolverem, você pode reduzi-las drasticamente passando energia nos músculos afetados. Já vi atletas baixarem de um nível de dor de oito ou nove para um a três em alguns minutos enviando energia cardíaca. Os resultados são no mínimo impressionantes.

Atletas me contaram que se sentem limitados pela rapidez com que conseguem se recuperar do exercício. Um motivo para o uso de esteroides é a necessidade de se recuperar rápido. Com o TQ2, conseguimos os benefícios da recuperação rápida sem os efeitos negativos dos esteroides.

Certa vez, trabalhei com irmãos gêmeos atletas que participavam de competições de fitness. Como experimento, eles fizeram três séries longas de agachamento com salto e eu passei energia em uma das pernas de um deles entre as séries. Minutos depois, o atleta ficou maravilhado, pois a perna que foi trabalhada parecia 30% ou 40% mais revigorada e a outra estava exausta e queimando. Eles comentaram que não conheciam nada, legal ou ilegal, que pudesse dar aos atletas uma vantagem competitiva tão profunda e imediata.

Há muitos anos, fiz um estudo para testar como o Toque Quântico poderia afetar as lesões dos jogadores do time de basquete masculino da Universidade da Califórnia, em Santa Cruz. Os resultados finais demonstraram que uma sessão de aproximadamente dez minutos reduziu a dor deles em uma média de 50%. Esse trabalho foi feito com o TQ1. Agora, com o TQ2 nós provavelmente conseguiríamos os mesmos resultados em uns dois ou três minutos.

A ideia de usar a energia cardíaca, sem o toque, para reduzir a dor muscular, curar lesões, acelerar a recuperação e melhorar o desempenho atlético pode parecer estranha a princípio para atletas e treinadores. Mas, quando eles virem quanto uma sessão curta de alguns minutos pode fazer contra a dor e para melhorar o desempenho, provavelmente vão experimentar a técnica. O TQ2 pode dar uma vantagem competitiva para quem o adota primeiro e, quando se difundir, o nível geral de desempenho atlético em muitos esportes se elevará em todo o mundo. Um treinador olímpico já usa o TQ2, e espero que muitos mais descubram seus benefícios logo.

Expansão de amor para a vida e para o mundo

"O mundo é um palco", escreveu Shakespeare, e nós somos os atores. Nossas vidas individuais podem ser vistas como uma apresentação importante que realmente conta. Fazemos coisas, criamos, falamos, atuamos. Por isso, essas técnicas do TQ2 para palestrantes, artistas e atletas também podem funcionar para nós em nossas vidas cotidianas. A energia cardíaca e as técnicas do TQ2 podem transformar nossas vidas, trazer nova alegria, amor, paz e criatividade para onde você for e no que fizer.

Às vezes parece maravilhoso passar bastante energia cardíaca para o mundo ao meu redor, por nenhum motivo especial. Isso aumenta a autocura e é uma boa prática para passar energia no geral. Houve muitas ocasiões em que eu apenas enviava uma longa explosão de energia cardíaca para tudo em meu alcance. Indo à padaria, de pé na fila do banco ou no aeroporto. Tudo é um palco e você pode enchê-lo de energia, com seu amor. Quando você envia amor a todos, você no mínimo se sente melhor. E, quanto você interage com as pessoas, é óbvio que elas também se sentem. Mas, sabendo o que acontece quando passamos energia e como me sinto energizado quando faço isso, surpreende-me que ninguém tenha chegado em mim para perguntar ou reconhecer o que fazia. Isso me dá uma sensação de invisibilidade.

A energia nunca é desperdiçada, sempre faz algo. Podemos não ter um entendimento claro do que esta prática faz no mundo, mas podemos acreditar que faz maravilhas. E é muito gratificante para aquele que a pratica. ■

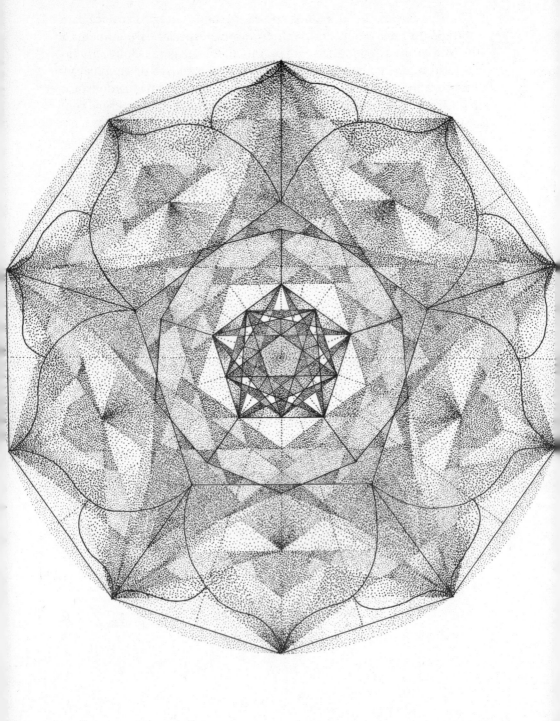

Parte III

Capítulo 14

Cura Através do Tempo e do Espaço

O segredo da semente está na fragrância da flor.
Michael Pinder

Através do espaço

Quando curamos alguém, sem toque, esteja ele a 30 centímetros de distância ou do outro lado da sala, fazemos isso através do espaço. Mas até onde podemos ir? Quais são os limites de distância para a cura com o TQ2?

Não sabemos ainda se alguém no planeta Terra pode curar um astronauta na Lua ou um colono em Marte. Mas não vejo motivo para isso não acontecer. A experiência nos mostra que um terapeuta de TQ e seu paciente podem estar em qualquer lugar deste planeta e a cura ainda funciona. Por isso sabemos que o TQ2 não trabalha com campos eletromagnéticos, como alguns sugeriram, pois os efeitos de cura não caem exponencialmente com a distância, como acontece com as ondas de luz e rádio. Fiz TQ em ouvintes enquanto era entrevistado em um programa de rádio e eles disseram que funcionou.

Chris: "Algumas das minhas experiências mais incríveis com o TQ2 aconteceram quando trabalhei a distância. Tentei trabalhar na dor de uma pessoa pelo telefone e, alguns minutos depois, ela me disse que a dor sumira. Uma vez eu estava em uma teleconferência em grupo pelo Skype com vários colegas do curso de TQ2. Não tínhamos câmera, mas a janela de cada um na minha tela parecia um túnel ou um buraco de minhoca para eles. Quando chegou a hora de enviar energia cardíaca para eles, eu só focava nas janelas e sentia a energia passar por elas. Quando foi a minha vez de receber energia, foi fácil imaginar um jato de energia vindo para mim de cada uma das janelas. O mais longe que cheguei ao trabalhar com o TQ foi por Skype do Arizona em uma colega no Bahrein, a 13.300 quilômetros de distância. Ela me pediu para trabalhar em sua dor nas costas e eu foquei casualmente nela por um minuto antes de desligar. No dia seguinte, para minha surpresa, ela me disse que tinha funcionado! Mas, mesmo se, como diria meu cético interior, fosse um efeito placebo, ainda assim era impressionante. Com a experiência que vou ganhando, começo a esperar resultados e me espanto quando eles não acontecem".

Através do tempo

O que é tempo? Na Astronomia, tempo e espaço se misturam. Quanto mais longe olhamos no espaço com nossos olhos e telescópios, mais para trás no tempo podemos ver. Vemos o Sol como era há oito minutos e meio e o centro da Via Láctea como estava há 27 mil anos. O telescópio Hubble vê os objetos como eram há bilhões de anos.

Na física de Einstein, o tempo é relativo, muda com a velocidade e a perspectiva e pode ser tratado como uma quarta dimensão no espaço-tempo. Na teoria das cordas, o tempo é apenas uma de muitas dimensões. Os físicos se dividem sobre a definição de tempo ou se ele sempre se move para a frente ou até se a viagem no tempo é teoricamente possível. Alguns defendem que o tempo não passa de uma ilusão universal e na verdade não existe, mas eles são uma minoria. Embora o assunto da viagem no tempo seja, no geral, coisa de ficção científica, eu gostaria de demonstrar algumas aplicações práticas da cura através do tempo com o TQ2.

Cura do passado

Curar algumas circunstâncias no presente pode ser muito eficaz. Mas essas questões costumam ter raízes profundas no passado. Às vezes não conseguimos curar os problemas atuais se não lidarmos primeiro com suas origens no passado. Ultimamente venho pedindo para as pessoas me contarem sobre ocasiões em suas vidas em que passaram por mudanças e eventos traumáticos, origens de seus problemas atuais. E eu então envio energia cardíaca de volta para seus antigos eus em cada uma dessas épocas do passado, enquanto mentalizo experiências alternativas mais tranquilas e felizes.

Segue um exemplo de cura com o TQ2 não só através do tempo e do espaço, mas entre espécies.

Cura da gatinha carente

Há uns seis meses, levei para casa uma gatinha resgatada preta e branca, que chamei de Devi. Eu a achei muito carente. Ela é uma boa garota, mas sempre chorava e engatinhava para cima de mim. Ficava ansiosa demais quando eu saía de casa. Isso continuou até depois dos seus 6 meses e começou a ficar exagerado.

Eu cheguei a uma solução de uma forma inesperada quando estava em um café conversando com meu amigo Charles. Ele acreditava que deveria reviver as experiências dolorosas do passado repetidas vezes sem parar para curá-las. Sugeri que reviver o passado poderia ajudar como um processo, mas em algum momento ele teria de levar a cura para o passado. Essa foi minha inspiração: por que não levar a cura para o passado da minha gata?

Nos minutos seguintes, lá mesmo no café, entrei em meditação profunda e imaginei Devi ainda filhote com sua mãe. Na cena seguinte, ela era alimentada com uma mamadeira. "Não é isso que você quer", disse na meditação. Então me imaginei pegando-a no colo e a colocando junto de sua mãe. As duas ficaram muito felizes com isso. Enquanto ela estava mamando toda contente, passei uma quantidade imensa de energia em seu novo passado fabricado.

Para meu assombro, quando voltei para casa do café, Devi se contentou em sentar do outro lado da sala enquanto eu estava no sofá. Uma hora depois, ela se juntou a mim no sofá, mas sentou a quase dois metros de distância. Umas duas horas depois, ela adormeceu encostada na minha perna. Desde aquela noite, ela passou a ser uma gata mais feliz e independente e nunca mais voltou àquela carência excessiva.

O passado é fixo e determinado ou fluido e negociável? Estas são questões que ainda temos de entender. Não creio que enviar energia de cura para o passado seja uma resposta completa a muitos problemas, mas com certeza ajuda muito.

Cura do bebê

Tem um livro excelente de Jean Liedloff, *The Continuum Concept*. Nele, ela questionava por que crianças brasileiras que cresceram em uma sociedade primitiva na floresta amazônica se comportavam maravilhosamente bem se comparadas àquelas criadas na civilização. Os bebês não faziam manha, não choravam demais, não tentavam chamar a atenção, não batiam em outras crianças, etc. Ela também observou que os adultos pareciam suportar um grande fardo físico sem reclamar e com uma atitude otimista. Liedloff percebeu que os bebês brasileiros eram sempre carregados e acompanhados no primeiro ano de vida. Ela especulou que os bebês tiveram uma troca de energia de algum tipo com os adultos, principalmente com suas mães.

Há um volume de dados sugerindo que privar crianças do afeto físico pode causar uma disfunção neurológica que pode levar a um comportamento anormal e nocivo, com consequências de longo alcance na sociedade. Quem dentre nós recebeu toque suficiente enquanto crescia? Será que nossa sociedade se viciou na aquisição de bens materiais como um substituto para nossas necessidades de toque insatisfeitas na infância?

Em meus cursos de TQ2, ensinei o exercício a seguir para ajudar a curar a necessidade de toque na infância, passando energia no passado da pessoa.

Sente-se de frente para um amigo ou paciente que queira ajudar. Imagine-se caindo para trás. Essa é uma forma de sugerir a seu inconsciente que você está voltando no tempo. Volte até quando seu amigo era criança. Imagine-se segurando-o no colo. Muitos dos que fazem essa técnica gostam de esticar os braços na sua frente como se segurassem mesmo um bebê. Quando você tiver o bebê nos braços, passe energia cardíaca com a intenção de lhe dar o amor e o toque de que ele realmente precisava. Faça isso por dez ou 15 minutos.

Essa técnica simples foi muitíssimo bem recebida em meus cursos e tem resultados profundos. Por provocar muita emoção, muitas pessoas gostam de ter um lencinho por perto para secar seus olhos.

Ela achou seu pai em quatro minutos (história do Chris)

Quando fiz o curso de TQ2 do Richard pela segunda vez, fizemos a técnica de segurar o bebê em trios. Eu fiquei com duas mulheres, uma na meia-idade e outra com uns 20 anos. Dois de nós seguraram energeticamente o bebê da terceira pessoa por apenas quatro minutos e nos revezamos, até todos terem sido segurados. Doze minutos depois, a turma reuniu-se novamente para discutirmos nossas experiências.

A jovem do meu grupo levantou a mão primeiro: "Nunca conheci meu pai, nunca o encontrei. Portanto, havia uma ausência até agora. E, enquanto a Lynne [a outra mulher do nosso grupo] colocava sua energia... sentir a energia masculina do Chris me segurando como um bebê foi muito profundo. Foi intenso! Tenho sensações físicas dentro de mim que nunca senti antes e, pelo que entendo disso, até onde posso articular, é como se eu tivesse um pai".

Depois naquela tarde, ela levantou a mão de novo: "Sabe, eu estou tentando entender o que estou sentindo e acabei de perceber que... não tem nada de errado! É uma sensação nova, de apenas sentar aqui sentindo que realmente não tem nada de errado. É TÃO diferente! É uma experiência diferente mesmo! Estou falando muito sério. Estou sentada aqui tentando descobrir o que está faltando e descobri que nada mais está errado. É diferente! Eu gostei! Estava procurando por algo que sumiu. Agora eu parei de procurar por isso!".

O incrível para mim é que ela teve essa transformação de mudar a vida, essa cura de seus problemas de vida mais íntimos, depois de apenas uma sessão de quatro minutos. Quatro minutos! Não se tratava de mim ou da Lynne em si. Nós por acaso estávamos lá e o TQ2 funcionou. Isso me faz questionar se as pessoas poderiam montar consultórios ou até quiosques nos shoppings dessa técnica do TQ2, nos quais talvez um grupo de homens e mulheres poderia fazer essa técnica para os pacientes. Quatro ou cinco minutos por problema para transformar uma vida. Por que não?

Deslizando na linha do tempo

Kim Luchau, instrutora de TQ2 no Havaí, nos trouxe este aplicativo. Imagine a sua vida ou a vida da pessoa em quem você está trabalhando como uma linha do tempo, como um cabo em que você pode se pendurar e deslizar para a frente e para trás. Ela tem pontos de apoio no presente e momentos de ligação e plenitude no passado ou no futuro. Os pontos de apoio mais distantes podem ficar antes da concepção e depois do fim da vida. Mentalize uma bola imensa de energia cardíaca e deslize-a para a frente e para trás na linha do tempo, preenchendo cada momento, incluindo horas de trauma e caos, com uma energia de plenitude, dissolvendo e preenchendo tudo com amor.

Cura do futuro

Às vezes, quando fico ansioso com um evento importante, envio energia cardíaca para meu futuro eu e para as pessoas com quem me encontrarei. Embora não consiga determinar os resultados, isso parece aumentar a probabilidade e preparar o terreno para uma experiência incrível na qual sou o centro das atenções em um estado de confiança, domínio e fluência. Da mesma forma, se um paciente ou um conhecido aguardar um evento futuro (uma apresentação musical, uma competição, um discurso ou palestra, uma entrevista de emprego, etc.) com medo e ansiedade, você com certeza poderá ajudar enviando energia para acalmá-lo no presente. Mas você também pode tentar enviar energia para o eu futuro dele e para as pessoas que estarão ao seu redor, para tranquilizar e melhorar seu desempenho, experiência, consciência e resultados no evento futuro.

Antes neste capítulo, perguntamos até que distância no espaço podemos fazer o trabalho com o TQ2. Agora podemos perguntar sobre o tempo. Até onde podemos voltar no passado ou avançar no futuro com o TQ2? Se nossa energia puder se conectar com a vida de alguém em alguns dias, anos ou décadas e a alguns centímetros ou quilômetros de distância, então até onde podemos trabalhar no espaço e no tempo? Daria também para mandar energia cardíaca e amor para o momento da concepção ou o momento futuro de seu último suspiro? E podemos fazer a cura com o TQ2 em um antepassado já falecido? Ou em um descendente ainda não nascido?

Poderíamos ir ainda mais longe e imaginar um passado e um futuro alternativos para a humanidade, baseados em compaixão, sem psicopatas e sociopatas administrando tudo, sem guerra, medo e cobiça? E poderíamos enviar essa energia para essa visão, a fim de ajudar a curar e alterar radicalmente nosso presente? Indo ainda mais além no espaço-tempo, daria para enviar energia cardíaca até 13,75 bilhões de anos-luz, para o Big Bang, e influenciar não só nosso destino, mas também o de todo o Universo? Não sabemos os limites.

Cura através do tempo e do espaço! Seja criativo com esta informação. Invente novas técnicas. Teste coisas. Sinta-se à vontade para usar a energia cardíaca para ajudar a curar eventos ou traumas do passado ou auxiliar a melhorar acontecimentos e minimizar ou evitar reações traumáticas no futuro. Brinque com as possibilidades. Conte-nos o que descobriu. Nós realmente não sabemos os limites do que é possível. ■

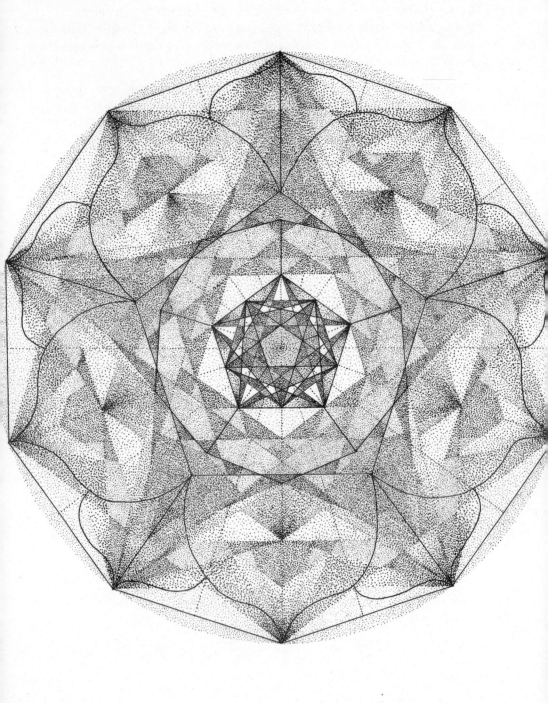

Parte III

Capítulo 15

Como Fazer Várias Coisas ao Mesmo Tempo

*A não localidade é para os físicos o que a interconexão é
para o místico.*

– Edgar Mitchell

Piloto, engenheiro e astronauta

QUANDO DESCOBRI QUE PODERIA FAZER ESTE TRABALHO de cura a longa distância mais rápido e mais forte do que antes, fiquei curioso para descobrir se era possível fazer várias coisas ao mesmo tempo. O modo mais fácil de testar isso era ver se eu conseguiria ajustar os quadris na frente, atrás e a protuberância occipital ao mesmo tempo. Como o alinhamento dessas partes do corpo é bem fácil de medir, eu poderia avaliar rapidamente se consegui.

Testei isso em algumas pessoas e logo vi que não conseguia manter uma intenção clara o bastante para fazer as três coisas ao mesmo tempo. Eu poderia muito bem fazer cada uma separadamente. Mas, quando tentei fazer as três ao mesmo tempo, nada se ajustava. Então, comecei a procurar outra forma de fazer isso.

Cheguei à conclusão de que eu poderia passar energia em um símbolo que representasse a ação nas três coisas de uma vez só. Afinal, símbolos são apenas representações de ideias simples ou complexas. Mas onde você encontra um símbolo desses? A resposta é fácil: você inventa! Então fiz um simples rabisco no papel e tomei uma decisão profunda sobre seu significado: agir em todas aquelas partes do corpo ao mesmo tempo.

Alguns minutos depois, um amigo se aproximou e eu perguntei se poderia verificar sua postura e lhe dar uma breve sessão de cura. Assim como quase todo mundo, seus quadris e sua protuberância occipital estavam tortos em vários ângulos. Nesse caso, em vez de olhar para seu corpo nas áreas que queria influenciar, olhei para o espaço, para longe dele. Imaginei com intensidade o símbolo flutuando no ar na minha frente e o encarei com os olhos abertos, enquanto passava energia.

Apenas alguns segundos depois, meu amigo exclamou, surpreso: "O que você está fazendo? Está tudo se mexendo dentro de mim!". Ahá! Funcionou! Empregar símbolos funciona para mim desde então. Também ensinei isso aos meus alunos nos cursos, e eles conseguiram resultados semelhantes.

Símbolos e ícones

Usamos símbolos o tempo todo para representar organizações, ideias, processos, propriedades e coisas. Pense nos símbolos religiosos e políticos, nos logotipos de empresas, nos símbolos para homem e mulher nos banheiros, nas placas de trânsito mostrando bicicletas, cadeiras de rodas e pedestres, no símbolo da reciclagem, entre outros. Números, palavras (faladas ou escritas) e nomes de marcas são símbolos também, embora aqui usemos mais símbolos gráficos. Provavelmente milhões de símbolos estão sendo usados agora.

Quando contei para meu amigo e coautor Chris que eu estava criando e usando símbolos para curar e ajustar várias coisas de uma vez só, ele disse: "Nossa, você está usando ícones!". Ahá! Adoro quando ele solta tiradas como esta. Ícones são símbolos usados para acionar processos, para fazer coisas. Nós clicamos neles nos computadores e celulares o tempo todo. Quando você toca em uma imagem de um simbolozinho com o clique do *mouse* ou o dedo, aparecem instruções automáticas e você completa uma tarefa complexa, ou muitas delas. Isso é exatamente o que fiz quando ajustei três partes do corpo de uma vez! Ao utilizarmos ícones, símbolos simples que criamos e definimos, podemos usar a energia cardíaca para acionar toda uma série de instruções para fazer várias coisas.

Como criar ícones simples

Um bom ícone é simples e único. É simples o bastante para você se lembrar dele, mas não deve ser algo que já viu antes. Quando você o torna único, ele terá um significado bem específico para você.

Algumas pessoas conseguem pensar em um conjunto de instruções, fechar os olhos e apenas ver um ícone terminado. Mas pessoas assim são meio raras. A seguir, apresento um método para gerar um ícone.

Primeiro, defina sua função. O que você quer que ele faça com a energia cardíaca? É uma mudança física no corpo? Uma redução da dor? Uma mudança positiva de saúde e vitalidade? Uma mudança curativa na realidade percebida de uma pessoa?

Ao começar uma nova habilidade, não tente a tarefa mais difícil possível primeiro. Não se leva um novato à rampa de esqui avançada. Da mesma forma, prove para si mesmo que isso funciona usando ícones com apenas algumas tarefas relativamente simples atribuídas a eles. Não faça deles desafiadores demais a princípio, tentando fazer tarefas difíceis ou muitas coisas de uma vez só. Você pode querer começar com um ícone que represente uma tarefa simples.

Feche os olhos e relaxe. Ajuda imaginar que você vai até seu 10º chacra (como fazemos no capítulo 17 sobre como modificar crenças), aproximadamente 60 centímetros acima do topo da sua cabeça, para pedir por um ícone para o processo que deseja. Peça por um ícone gráfico simples no 10º chacra e deixe a informação descer facilmente ao 6º chacra, na sua testa. Deixe as imagens mudarem e se ajustarem na mente até você ver um ícone que você gostar.

O ícone que você está imaginando virá meio como uma imagem em um sonho que desaparecerá quando abrir os olhos. Antes de tentar desenhar o ícone, você pode traçá-lo no ar com os dedos umas duas ou três vezes e depois desenhá-lo no papel ou em um programa no computador. Ou ainda, se tiver uma boa memória visual, pode simplesmente visualizá-lo flutuando no espaço na sua frente.

Não se preocupe se ele não parecer perfeito. Dá para melhorar. Os ícones dos programas de computador são atualizados para parecerem melhores. O antigo W do Microsoft Word funcionava tão bem quanto o mais recente, mas o novo pode ser mais bonito. Atualize livremente seus ícones e fique com aquele que achar melhor no momento. Você pode usar os ícones de outras pessoas se lhe parecerem certos.

Seu ícone pode representar a tarefa ou ser totalmente simbólico. Na verdade, até mesmo olhar fixamente para a parte do corpo direto ou imaginar sua estrutura ou fisiologia interna é usar um ícone, pois tudo que percebemos, seja sentindo ou criando, é uma representação simbólica no cérebro. Um ícone apenas eleva o simbolismo a outro nível. É apenas uma representação mais abstrata, elaborada e aprimorada nas nossas mentes, em que um símbolo pode representar muitas coisas, relacionamentos e processos.

Brinque e divirta-se gerando ícones. O importante é que você ligue internamente o sentido e sua intenção com a imagem.

Como ativar e usar um ícone

Quando você tem um ícone e seu sentido está claro para você, apenas passe energia cardíaca nele com intenção. Sua energia então trabalhará com a inteligência corporal e o Universo para ajudar a trazer cura e mudanças.

Você pode usar ícones para trabalhar em sistemas inteiros do corpo, ajudar a modificar crenças ou fazer tudo o que imaginar. Como não sabemos os limites do que é possível, sugiro que seja criativo e experimente novas ideias.

Ícones multissensoriais

Quando comecei a trabalhar com ícones, desenhei figuras de linhas simples em pedaços de papel que poderia carregar no bolso ou colocar na parede. Às vezes eu só rabiscava um ícone em um papel para usar uma única vez e depois jogava fora. Depois, passei a desenhar ícones no computador ou no *tablet* com pinceladas de preto no fundo branco.

Ou eu os imprimia ou salvava na memória para serem exibidos na tela quando precisasse. Achei útil colocar uma legenda embaixo de cada ícone para me ajudar a lembrar o que eles representavam. Esses ícones gráficos simples funcionavam bem, e ainda tenho e uso alguns deles no quadro de avisos do escritório.

Mas por que limitar seus ícones a formas lineares em preto e branco em uma superfície plana? Eles também podem ter cor. Também podem ser em 3-D. E, seja em 2-D ou 3-D, eles também podem se mexer, assim como menus de celular e de jogos de computador. Os ícones podem brilhar, piscar, mexer, virar ou girar. Podem envolver números e palavras impressas. Podem ter imagens dentro de outras imagens. Podem ser também em qualquer estilo artístico que quiser ou imaginar.

Por que limitar os ícones ao domínio visual? Você pode integrar outros sentidos com as imagens. Eles podem ter sons, músicas ou palavras faladas ou cantadas. Podem ter peso e cinética, texturas tácteis e sentimentos viscerais. Podem ter cheiro e até gosto. Os ícones também podem ser associados com sensações emocionais, talvez de alegria e alívio.

Tudo que sentir pode fazer parte de um ícone. Para dizer a verdade, ele nem precisa ser visual, e pode ser completamente construído em outros sentidos.

O que você quiser e sua imaginação criar, está ótimo, desde que consiga usar o ícone para simbolizar sua intenção. Ícones diferentes podem ter formatos, estilos e sentidos integrados diversos. Divirta-se com eles. Mas lembre-se de que não se trata de fazer um ícone elaborado. Estamos apenas criando um símbolo animado para representar nossa intenção, algo em que possamos focar nossa energia cardíaca amplificada pela respiração. Então, provavelmente é melhor deixar as coisas bem simples.

Ícones temporários e bolas de energia

Vimos que, com a prática, os três passos para passar a energia cardíaca se transformam em um fluxo unificado automático sem esforço. Isso também acontece com os três passos anteriores de definir a intenção, criar um ícone e fortalecê-lo. Depois de uns dois anos de prática, preciso apenas de um segundo ou dois para ver uma necessidade, definir uma intenção, criar um ícone e começar a passar energia cardíaca para ele. Os resultados físicos podem começar a acontecer minutos depois. É rápido assim!

Hoje em dia não desenho tanto na minha biblioteca de ícones passados quanto fazia antes. Em vez disso, crio um ícone temporário simples para um uso prático uma única vez no momento. Dessa forma, não preciso gastar energia construindo, guardando e acessando uma biblioteca de ícones na minha parede, no computador ou na memória. Não precisamos criar uma biblioteca pública enorme de ícones que todos usam com uma deferência silenciosa. Podemos apenas criar um ícone no momento, usá-lo e seguir em frente. Da próxima vez que precisarmos de um, poderemos criar um novo, fresco e adequado naquele momento.

Um dos meus ícones temporários favoritos para quase todas as situações é a bola de energia. Imagino uma bola de energia brilhante flutuando no ar na minha frente. Ela pode ter cor, som, cheiro, gosto, peso, textura, faíscas, giros acelerados, emoção, e assim por diante, sejam quais forem as qualidades imaginadas no momento. Ajuda pensar nela como uma bolha oca ou um balão. Quando ela rapida-

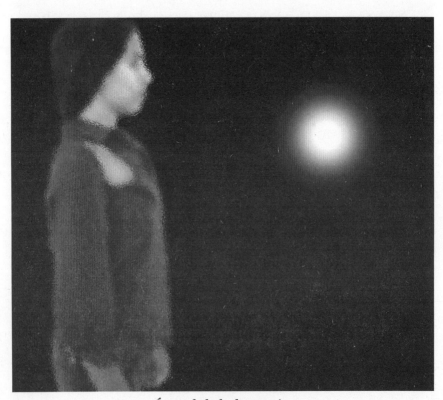

Ícone da bola de energia

mente se torna um ícone animado, coloco nela qualquer intenção na qual queira trabalhar. Então envio a energia cardíaca amplificada pela respiração para ela. Para um observador de fora, pode parecer que eu estou respirando fundo e olhando para o ar na minha frente. Mas acontecem muito mais coisas dentro de mim. E os resultados de cura podem começar na hora. Quando você começar a praticar com ícones, provavelmente ficará chocado ao descobrir como é simples e fácil. Quem imaginaria que teríamos essas capacidades dentro de nós todo esse tempo? Nós todos provavelmente pressentimos essas habilidades, mas agora temos uma forma direta, confiável, reproduzível e prática de ativá-las e usá-las.

Sub-rotinas

Não sabemos como o TQ2 ou os ícones funcionam. Mas os vimos funcionarem repetidas vezes e com segurança, até em céticos que acabaram de aprender a usá-los pela primeira vez.

No nosso modelo de trabalho para o TQ2, o Universo é inteligente, se o tratarmos dessa forma, e ele responderá adequadamente a nossas intenções se as expressarmos pela energia cardíaca amplificada pela respiração. Talvez o Universo seja um ser consciente, uma energia inteligente e amorosa. Ou talvez seja uma inteligência artificial monumental, ou ainda quase uma simulação de computador infinita, como outros especularam. Mas seja o que for o Universo, de alguma forma nossas intenções internas não pronunciadas, personificadas em nossos ícones internos imaginados pessoalmente e carregadas com nossa experiência íntima de amor e energia cardíaca, parecem ser recebidas com inteligência, compreendidas e influenciadas, e podem ter um impacto mensurável no mundo.

Alguns de nossos primeiros terapeutas de TQ2 começaram a acrescentar modificadores e especificações a suas intenções e ícones, expressando não só as coisas em que queriam trabalhar, mas também como, quando, onde, etc., o trabalho seria feito. Por exemplo, comecei acrescentando muitas vezes o aviso de que a energia incidisse sobre *todas as questões e estruturas relativas à saúde conhecidas e desconhecidas* sendo trabalhadas. Ou outras pessoas sempre expressavam ou sugeriam que sua intenção fosse que a cura acontecesse *da forma mais apropriada para o bem maior de todos os seres*. Kim Luchau, instrutora de TQ2 no Havaí, ensina os alunos a enviarem energia ao *infinito e além*, ou seja, para o mais distante no futuro quanto for necessário. Ela fez isso com um vórtice de energia em seu jardim, mentalizando para que as onipresentes galinhas selvagens de Kauai ficassem longe dele. Elas não mais voltaram por anos!

Suponho que um advogado ou engenheiro poderia ter a oportunidade de gerar avisos legais e cláusulas adicionais cada vez mais complexos e com mais sub-rotinas para instalar em um ícone. Mas alguns simples ajudam a esclarecer as intenções.

Chris teve mais ideias que podem ajudá-lo a entender o papel desses modificadores e especificações. Se o TQ2 é metaforicamente como um novo sistema operacional de computador para seres humanos, então as intenções e os ícones seriam os programas de computador, e passar a energia neles seria como rodá-los.

Nessa metáfora, definir uma intenção e criar um ícone seria como programar um computador. Os modificadores, as especificações das intenções e os ícones são as sub-rotinas, ou seja, fragmentos de programa separados dentro de um programa maior. Um programa de computador que rode em um sistema operacional pode ser composto de sub-rotinas, e cada uma destas pode ser composta de mais outras sub-rotinas, e assim por diante.

Portanto, se você cria um ícone para certa intenção de cura, por exemplo, pode incluir nele uma sub-rotina ou um subícone que incluiria todas as diretrizes comuns ou sub-rotinas modificadoras: "para o bem maior", "tratando de todos os aspectos conhecidos e desconhecidos", etc. Você também poderia incluir no ícone uma sub-rotina ou ícone especificando o tempo do trabalho de energização, talvez algo como "em todos os finais de semana do próximo mês" ou "a partir de agora até nossa próxima consulta". Ou talvez você possa incluir uma sub-rotina condicional na qual você pede para certa coisa acontecer *se* ocorrer certa condição. Ou, ainda, você poderia definir a intenção para uma série de sub-rotinas nas quais pede por um processo completo ser seguido de outro.

Portanto, como você pode ver, suas intenções de programação da realidade, colocadas em prática pela energia cardíaca, podem ficar mais complexas e sofisticadas. Mas não se preocupe muito em fazer tudo direitinho. Você não precisa ficar obsessivo ou ter medo de declarar sua intenção ou criar seu ícone perfeitamente. Enquanto os computadores atuais não perdoam os erros de programação, o Universo parece tolerar bem mais intenções e pedidos vagos, estranhos ou até imprecisos. O Universo parece entender nossas maiores intenções e como consegui-las melhor do que nós. Não se trata de causar novas ansiedades, preocupações e estresse, mas, sim, de descobrir fé, confiança e novas liberdades de agir e experimentar em mais domínios e direções que podemos imaginar.

Ainda estamos explorando a esfera ilimitada de ícones e sub-rotinas e aguardamos também suas explorações. Crie coisas para experimentar e teste. Veja o que funciona. Conte-nos o que descobrir. Não conhecemos os limites deste trabalho. ∎

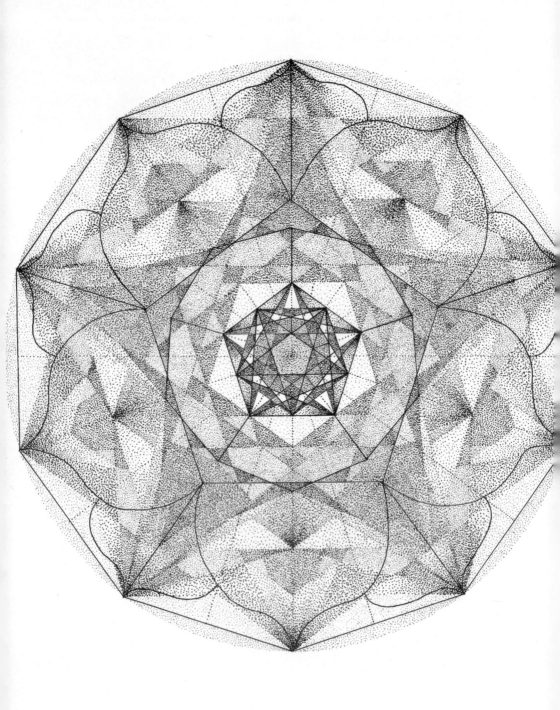

Parte III

Capítulo 16

Como Trabalhar em Muitas Pessoas de Uma Vez Só

Quando a ciência começar a estudar fenômenos não físicos, fará mais progresso em uma década do que em todos os séculos anteriores de sua existência.

Nikola Tesla

SE CONSEGUIMOS TRABALHAR EM MUITAS *COISAS* AO MESMO TEM-PO, o que mais podemos fazer?

Bem, que tal trabalhar em muitas *pessoas* ao mesmo tempo?

Tive essa ideia enquanto dava uma palestra na área da Baía de São Francisco para um grupo de umas cem pessoas interessadas em novas propostas sobre saúde.

Eu já contei essa história no capítulo 2, mas vale a pena contar de novo.

No início da minha apresentação, demonstrei em algumas pessoas que conseguíamos alinhar os quadris e ajustar sua postura sem nenhum toque. Pedi para várias pessoas presentes medirem seus quadris para validar meu trabalho. Daí pensei em tentar algo novo na hora, lá mesmo.

Disse ao público que queria ver se seria possível ajustar todos ao mesmo tempo. Convidei os que queriam o ajuste a se levantar. Quase todos se levantaram. Então, aproximei-me da primeira fileira e medi os quadris de sete ou oito pessoas para avaliar se funcionaria. Seus quadris estavam desalinhados. Depois de 20 segundos de TQ2 em todos, medi essas pessoas de novo e, em todos os casos, seus quadris se nivelaram. Houve um burburinho na sala com todos impressionados e empolgados. Também fiquei bem animado por ter funcionado. Depois da palestra, muitos deles vieram me contar que uma grande variedade de sintomas melhorou espontaneamente durante aqueles 20 segundos em que enviei energia cardíaca com intenção para todo o grupo.

No outono de 2012, repeti esse experimento informal mais três vezes em palestras em Los Angeles. Mas para elas eu fui mais preparado. Comprei um clinômetro, um aparelho com um leitor digital que pode medir o desalinhamento do quadril em graus. E levei questionários para dar a todos os participantes. Nas folhas, coloquei linhas para as pessoas listarem suas cinco maiores dores e desconfortos com espaços para marcar a gravidade em uma escala de um a dez, antes e depois de receberem uma sessão de cura em grupo.

Usamos o clinômetro para medir o desalinhamento do quadril de oito a dez pessoas, antes e depois de uma sessão em grupo de 20 segundos de TQ2 focada no alinhamento do quadril. O desalinhamento variava em geral de dois a sete graus antes da sessão. Vinte segundos depois, descobrimos que os quadris de todos na minha amostra se nivelaram. O desalinhamento depois da sessão ficou em uma variação de zero a um grau, ou seja, alinhado dentro da precisão da medição do clinômetro.

Depois, em cada uma dessas três palestras, combinamos de fazer uma sessão de TQ2 mais longa, de dez a 12 minutos, focando na dor e nos desconfortos de todos ao mesmo tempo. Fiz as sessões sozinho ou com a ajuda de alguns diplomados em TQ2. Nós pegamos os questionários sobre dor e desconforto no final dos eventos. Alguns não os entregaram. Mas os entregues revelaram que aproximadamente 95% dos problemas dos participantes melhoraram. A melhora variou de um leve alívio à eliminação completa da dor e do desconforto.

Eu realmente anseio pelo dia em que trabalharemos com colaboradores científicos para testar essas habilidades direito. Meus experimentos foram todos informais, com variáveis não controladas demais para publicar os resultados em uma revista científica. O público foi por interesse próprio no assunto e todos sabiam de antemão que haveria uma sessão de cura em grupo. Não houve grupo de controle. Alguns não me devolveram os questionários. Além disso, antes das sessões, falei ao público sobre minhas experiências e expectativas, e assim as pessoas foram conduzidas a acreditar que eu poderia ajudá-las. Dito isso, uma mulher comentou em seu questionário que me achava um charlatão, então suponho que minhas sugestões não tenham sido bem recebidas por todos.

Mas todos os quadris que medimos foram realmente alinhados e 95% da dor e do desconforto relatados tiveram um resultado positivo. Estes foram efeitos reais ou placebo? Por mim, tudo bem se as pessoas quiserem pensar que os resultados foram por causa do placebo. Se você acha que pode fazer melhor, desafio seu placebo contra o meu qualquer dia desses. Se o TQ2 não passa de um placebo, é o melhor de todos!

A técnica

Para trabalhar em um grupo grande ou pequeno de uma vez só, comece olhando para todas as pessoas que quiser incluir na sessão de cura. Demore o tempo que for para sentir se incluiu todos. Então, mentalize, com os olhos abertos ou fechados, que todas elas se fundem em uma pessoa icônica para você trabalhar em uma única imagem. Em seguida, direcione energia cardíaca, respirando com intenção, como faria com qualquer ícone.

Com esta técnica dá para trabalhar em qualquer coisa! Você pode focar em alinhar o osso esfenoide de todos. Dá para trabalhar nos órgãos, glândulas, sistemas, músculos, partes do cérebro, chacras, etc., de todos do grupo. Fácil assim.

Essa habilidade não é só minha. Se eu consigo, qualquer pessoa pode conseguir. Meus alunos descobriram que funciona para eles também.

Dá para fazer sozinho ou com a colaboração de outros terapeutas. Trabalhar com outros terapeutas em um grupo costuma ser mais eficaz, pois há uma chance maior de que uma ou mais pessoas enviando energia dará o que cada um precisa.

Por fim, lembre-se de que o curador é o doente e o terapeuta está apenas mantendo um campo para ajudá-lo a acelerar seu processo de cura.

A grande questão

Mais uma vez me sinto modesto e maravilhado de encontrar mais uma habilidade humana que permaneceu oculta de nós. Ainda há tantas!

A conclusão que tiramos deste capítulo é que podemos trabalhar em muitas pessoas ao mesmo tempo. A grande questão é que temos muito mais liberdade como seres humanos do que percebemos, e o TQ2 é uma forma de experimentá-la e aproveitá-la mais. Nikola Tesla tinha o raro dom de conseguir desenvolver e testar as invenções em sua mente antes de construí-las. Com o TQ2, nós todos podemos ter ideias e logo testá-las. Incrivelmente, como venho descobrindo, a maioria das aplicações do TQ2 que sonhamos e testamos provavelmente funcionará. ■

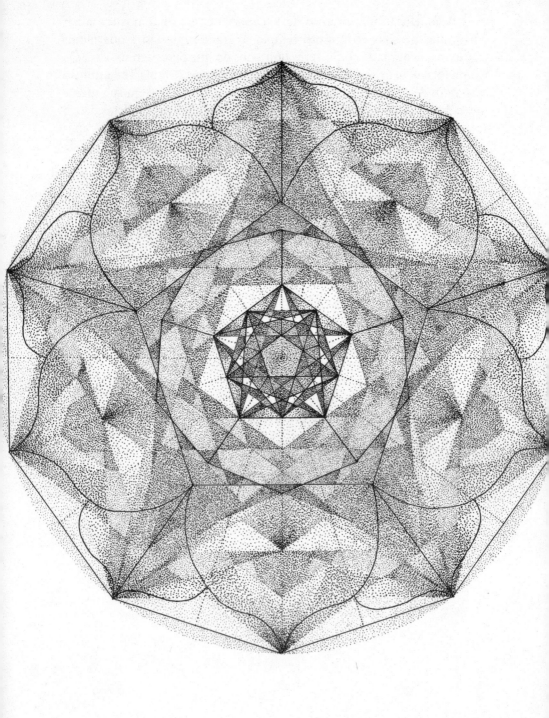

Parte III

Capítulo 17

Modificação de Crenças e Identidade com a Energia

Quando não conhecemos mesmo os limites do que é possível, o "possível" deverá ser redefinido.

Richard Gordon

Talvez as coisas mais difíceis para nós mudarmos sejam nossas crenças antigas indesejadas e limitadoras. Elas moldam nossas atitudes, que, por sua vez, talham nossos pensamentos e sentimentos, que determinam nossas escolhas e decisões. Em suma, nossas crenças determinam nossas decisões. E modificar crenças arraigadas pode ser uma tarefa incrivelmente desafiadora.

O aplicativo de mudança de crenças apresentado aqui é um método extraordinariamente rápido e fácil para modificar crenças limitadoras. Não usaremos nenhuma afirmação ou pensamento positivo para fazê-lo. Em vez disso, usaremos a energia cardíaca, os nossos chacras e uma ajudinha dos amigos. Pode ser bem fácil e rápido, demorando apenas de 15 a 30 minutos para você sentir uma mudança profunda em suas crenças. Mas saiba que muito provavelmente você terá de repetir este processo para ajudar as novas crenças a se arraigarem completamente.

Uma ideia

Você já assistiu a uma palestra maravilhosa e, quando chegou em casa, alguém perguntou: "E aí, como foi?". Você disse: "Foi incrível, inspirador e maravilhoso". Então a pessoa perguntou: "Bom, sobre o que falaram?". E, de alguma forma, você não conseguiu descrever. Você buscou por palavras e disse algo como: "Não dá para explicar muito bem. Você tinha que estar lá".

Por que isso acontece? Como você pode ficar tão tocado por uma palestra e ainda assim não ter acesso suficiente à informação para falar sobre ela? Gosto de pensar que esse fenômeno pode ser explicado por um processo de aprendizado que acontece pelos chacras, os centros de energia do corpo conhecidos em muitas tradições culturais.

Uma teoria não convencional

Muitos pensam nos chacras como vórtices de energia criados pelo corpo. Meu entendimento é o oposto, ou seja, é mais preciso pensar nos chacras como vórtices de energia que criam o corpo! Para mim, os chacras são *reais* e o corpo é a *ilusão*. Nesta perspectiva, trabalhar com os chacras pode muitas vezes ser um caminho mais direito para trazer mudança e cura para o corpo e nossas vidas. Trabalhar com os chacras pode ser muitíssimo útil principalmente para modificar crenças arraigadas.

Antes de mostrar como colocar tudo isso em prática, vamos primeiro examinar os locais e as funções dos sete chacras maiores e dos cinco chacras esotéricos.

Os sete chacras maiores

- Primeiro chacra: raiz, localizado na base da coluna. Lida com questões de sobrevivência e segurança.
- Segundo chacra: sacral, localizado na área genital. Lida com criatividade, expressão sexual e prazer.
- Terceiro chacra: plexo solar. Lida com a ação e o poder no mundo, bem como a expressão emocional e a vulnerabilidade.
- Quarto chacra: região do coração. Lida com expressões de amor, intimidade emocional e questões do coração.
- Quinto chacra: laríngeo. Lida com a comunicação, principalmente com a voz.
- Sexto chacra: considerado como o terceiro olho. Lida com intuição e sabedoria.
- Sétimo chacra: coronário. É a fonte de potencial ilimitado e um portal para o que está além.

Retornemos agora ao exemplo da palestra maravilhosa que não pôde ser descrita e vamos pensar sobre ela em relação ao movimento da informação pelos sete chacras. Primeiro, você pode ter aceitado a realidade espiritual do que foi dito por uma ressonância com o sétimo chacra (coronário). O discernimento e a sabedoria da palestra podem ter acionado seu sexto chacra (chamado de "terceiro olho", acima da sobrancelha) e você entendeu o valor do que ouviu. Mas obviamente você não levou essa informação para o quinto chacra (laríngeo) para conseguir comunicá-la.

No meu entendimento, aprender costuma ser um processo de integrar informação pelos chacras. Quando você realmente conhece bem alguma coisa, a informação se integra com todos os sete chacras, descendo do topo da cabeça (sétimo chacra) à raiz (primeiro chacra). Quando completamente integradas, as ideias podem trazer prazer (segundo chacra) e até segurança (primeiro chacra). Quando a informação volta pelos chacras, você pode se sentir fortalecido por ela (terceiro chacra), é capaz de ser próximo e íntimo dela (quarto chacra), consegue falar sobre ela (quinto chacra), consegue experimentar sua sabedoria (sexto chacra) e é capaz de se sentir mais ligado espiritualmente a ela (sétimo chacra).

Os cinco chacras esotéricos

Esta informação sobre os chacras esotéricos (8 a 12) veio de Lazaris (<www.lazaris.com>) e achei muito útil.

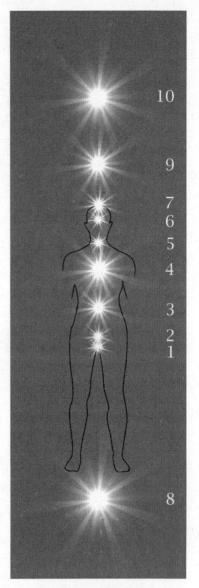

Chacras de 1 a 10

- Oitavo chacra: fica a aproximadamente 30 centímetros abaixo das solas dos pés. Tem a ver com o reino da probabilidade. Energeticamente, é o ponto em que a probabilidade se torna realidade. Ele cria o campo áurico, que então cria o corpo. Envia energia por nós como uma fonte ou uma chama saindo debaixo dos pés e sempre gera a aura e o corpo físico.
- Nono chacra: a aproximadamente 30 centímetros acima do topo da cabeça (sétimo chacra). Tem a ver com possibilidades e o plano causal da realidade. É a energia do Tudo Que For possível e onde esta energia adentra o plano causal. É onde todas as causas existem antes de entrarem na realidade.
- Décimo chacra: a aproximadamente 30 centímetros acima do nono chacra e 60 centímetros acima do topo da cabeça. É o chacra do eu supremo. É onde informação, possibilidades e sabedoria entram em nosso campo físico vindas de uma esfera além de nossa compreensão. A energia aqui é milhares de vezes mais conectada à Fonte do que somos em nossa consciência normal. Podemos não compreendê-la, mas a sentimos.
- Décimo primeiro chacra: a aproximadamente 30 centímetros acima do décimo chacra e 90 centímetros acima do topo da cabeça. É o chacra da alma ou do espírito da pessoa.

- Décimo segundo chacra: a aproximadamente 30 centímetros acima do 11º chacra e 1,20 metro acima do topo da cabeça. Este chacra lida com a energia do infinito, Deus/Deusa, Tudo Que É.

Para modificar crenças e identidade, não precisamos trabalhar com o 11º e o 12º chacra, mas, sim, com o oitavo, o nono e o décimo chacra. Esse três centros não são muito conhecidos nem usados no trabalho corporal. Entretanto, são centros de energia poderosos. Eles são úteis principalmente para este uso, no qual nós reunimos um alto nível de informação, possibilidades e sabedoria do décimo chacra e os integramos aos nove chacras abaixo dele.

Como usar os chacras para modificar crenças e identidade e manifestar desejos

Temos três áreas principais de preocupação em nossas vidas: saúde, relacionamentos e prosperidade. Todas as pessoas têm uma certa quantidade de sorte em cada área, e muitas vezes certo grau de luta ou desafio. Nas áreas em que você tem a maior sorte, tudo pode ser fácil e a realidade parece mais um sonho. Onde você tiver mais luta, a realidade parece mais real, concreta e pesada.

Agora lhe ensinarei como pegar uma questão perturbadora e transformá-la. Você coletará informação não verbal de sua consciência mais elevada e integrará esse novo conhecimento pelos chacras, para ganhar um acesso confortável e eficaz a ele. Quando você integrar essa informação do eu supremo, ela pode modificar suas crenças e atitudes em qualquer questão.

Muitas vezes os problemas surgem quando tentamos ser diferentes do que já fomos. Um dos motivos para isso é que geralmente não temos nenhuma autoimagem ou compreensão familiar desse novo estado. Em um sentido real, simplesmente não saberíamos como ser outra pessoa. É aí que entra o décimo chacra.

Até onde sei, esse chacra é o ponto no qual recebemos um comunicado de nossa consciência mais elevada, mas ele vem em uma forma que não conseguimos compreender. O décimo chacra comunica sabedoria e possibilidades, mas não em uma linguagem verbal que entendamos. Quando você acessa esse chacra e faz uma pergunta, provavelmente não receberá uma resposta útil. Nem deve ser assim, pois ele não fala sua língua. Porém, você a sente.

Este exercício é uma técnica para acessar a informação do décimo chacra, ou eu supremo, e integrá-la por seus chacras para você ter acesso a ela. Pode usar a seguinte técnica sozinho ou com uma ou mais pessoas para ajudar. Recomendo trabalhar com outras pessoas para você ver e sentir os benefícios mais rápido.

Modificação de Crenças ou Exercício da Autoimagem

Imagine-se entrando em seu décimo chacra. São dois chacras acima da cabeça. Visualize-o como um espaço vasto e sagrado, talvez de quilômetros de comprimento. Imagine um espaço incrível de tirar o fôlego. De dentro do seu décimo chacra, responda à seguinte pergunta:

Qual é a energia e a essência de (ser, fazer, ter ou acreditar) _____? (Preencha o espaço em branco.)

Lembre-se: há três áreas principais de sua vida a escolher para este trabalho: saúde, prosperidade e relacionamentos. Escolha uma questão que cause dificuldade ou luta na sua vida e formule uma questão positiva sobre ela. Se quiser, faça a pergunta três vezes, apenas para ter certeza de que isso o faz se sentir melhor. Seu eu supremo não é surdo, mas repetir a pergunta certa faz bem. Se não se sentir bem, talvez você precise reformular a pergunta.

É melhor não fazer uma pergunta negativa, como "Qual é a energia e a essência de não ficar sem dinheiro?". Em vez disso, tente algo como: "Qual é a energia e a essência de ser próspero e feliz?". Escolha o resultado desejado e formule a pergunta sobre isso.

> **P:** Quando vou para meu décimo chacra e faço a pergunta, às vezes sinto fagulhas, mas não entendo nada. Estou fazendo isso certo?
>
> **R:** Sim, está tudo perfeito. Você não deve entender a resposta. Essa informação lhe será revelada enquanto você desloca essa consciência pelos chacras.
>
> **P:** A pergunta "Qual é a energia e a essência de ____?" parece incrivelmente nebulosa, e eu não entendo o que significa.
>
> **R:** Não precisa entender. É trabalho de sua consciência mais elevada lhe dar a informação de uma forma que você integre. Na verdade, acho que essa pergunta sobre energia e essência pode ser uma das minhas maiores descobertas, pois as respostas, mesmo não sendo verbais, ajudam muito.
>
> **P:** Quem me ajuda precisa saber em que desejo ou crença estou trabalhando?
>
> **R:** Costuma funcionar melhor se você não conta para ninguém. Dessa forma, as pessoas só podem apoiá-lo, sem colocar seus próprios julgamentos e limitações em ação.

Deixe essa bolha de informação do décimo chacra (que você não entende) descer para o nono chacra, a aproximadamente 30 centímetros acima da sua cabeça, e comece a passar energia cardíaca aí. Se estiver trabalhando com outras pessoas, diga o número "nove" e eles direcionarão suas energias para seu nono chacra com você. Os ajudantes olham para seu nono chacra e enviam energia para ele.

Depois de alguns minutos, quando se sentir pronto e confortável, leve a bolha de informação do nono chacra para o sétimo chacra e, se tiver ajudantes, diga em voz alta o número "sete". Então, você e seus amigos que estiverem ajudando podem enviar energia cardíaca para seu sétimo chacra, no topo da cabeça.

P: Por que passar do décimo para o nono e daí para o sétimo e pular o oitavo chacra?

R: Ir da informação do eu supremo (décimo chacra) para o nono chacra das possibilidades infinitas não nos desafia emocionalmente. É comum dizer que tudo é possível. "É possível que eu consiga este emprego?" Claro. No reino do plano causal, tudo é possível. Então, trazer a bolha de informação para seu sétimo chacra da consciência espiritual também não nos desafia emocionalmente. Mas pense: se de repente levássemos a informação ao oitavo chacra, abaixo dos pés e no reino da *probabilidade*, poderia ser um verdadeiro choque ao sistema. Precisamos ir mais devagar.

Quando se sentir pronto e confortável de novo, leve a bolha para seu sexto chacra e diga "seis" (se tiver ajudantes). Então, todos enviam energia à área do terceiro olho.

Continue assim nos chacras seguintes (do quinto ao primeiro). Fale em voz alta o número do chacra em que estiver focando, onde a bolha estiver no momento, para ajudar seus amigos a saberem para onde devem direcionar sua energia cardíaca. Note que pode demorar mais para você se sentir confortável e pronto para seguir adiante em alguns chacras do que em outros. Não tenha pressa e faça isso bem.

Depois de você e seus ajudantes passarem energia no primeiro chacra, pergunte-se se essa coisa ou crença que deseja ainda parece mais uma possibilidade ou se avançou para uma probabilidade. Na possibilidade há menos de 50% de chances e na probabilidade há mais de 50%. Se parecer uma probabilidade, quando você estiver pronto, deixe a bolha descer para seu oitavo chacra, abaixo de seus pés, e diga "oito". Então, todos enviam energia cardíaca para a bolha lá.

Imagine que o oitavo chacra está gerando a probabilidade da realidade e do corpo físicos. Visualize a energia sendo enviada e jorrando em todos os outros chacras, como uma fonte. Enviar energia pelo oitavo chacra alimenta os outros chacras. Este passo realmente o ajuda a integrar a informação de seu eu supremo nos seus chacras, no corpo físico e na sua vida.

No fim deste breve exercício, muitos dirão que sua crença de que eles podem realmente ser, fazer ou ter o que quiserem aumentou muito. Pelo menos sua zona de conforto terá se expandido para incorporar a possibilidade ou a probabilidade. Eu me lembro de uma mulher dizer que havia apenas uma lasquinha de porcentagem de probabilidade de ela realizar o que queria antes de fazer isso. No fim do exercício, ela explicou que a realização daquele desejo parecia completamente justa. Nem todos tiveram uma reviravolta completa, mas muitos que completaram este exercício mudaram drasticamente suas crenças.

Mesmo se você não estiver vendo isso de uma perspectiva metafísica, apenas fazer este exercício, ou seja, pensar no resultado desejado enquanto sente essas áreas do corpo e o espaço acima e abaixo dele, pode ajudar a mudar seu conforto e suas crenças. Expandir e reforçar sua autoimagem e autoconfiança pode no mínimo influenciar positivamente o resultado de seu desempenho.

Resumindo

Você começa perguntando para seu décimo chacra: "Qual é a energia e a essência de ser, fazer ou ter (preencha o espaço)?".

Quando não conseguir entender nada, ou tiver uma dica de alguma coisa, coloque isso em uma bola de energia e mande-a para o nono chacra. Passe energia cardíaca nela até se sentir pronto para mandá-la para o sétimo chacra. Se tiver ajudantes, fale em voz alta os números nono, sétimo, etc., para eles sincronizarem com você. Os outros ajudam olhando e enviando energia para o chacra chamado. Quando estiver pronto, continue este processo do sexto ao primeiro chacra.

Neste ponto, avalie se seu desejo parece estar a 50% ou mais de ser realizado. Se sim, mande a bola de energia para o oitavo chacra, diga oito, e todos enviam energia lá, até parecer que o processo está completo.

> **P:** É preciso pensar no que tem na bolha ao fazer este exercício?
>
> **R:** Não. A bolha contém a informação, independentemente de seu entendimento. Um psicólogo diria que é algo em seu inconsciente que você não precisa saber no consciente.
>
> **P:** A pessoa que recebe a energia é quem fala os números?
>
> **R:** Sim. Todos os ajudantes olham para o chacra e enviam energia para ele.
>
> **P:** Como saber quando se está pronto para passar para o próximo chacra?
>
> **R:** Você não sabe exatamente. É apenas algo que se sente. Se você passa mais do que cinco minutos em um chacra, provavelmente

está dando duro demais. Relaxe e passe para o próximo chacra. "Pegue leve" consigo mesmo.

P: O que fazer se meu desejo de ser, fazer ou ter algo trouxer medo em um grau elevado?

R: Às vezes nossos desejos nos assustam. A linha entre medo e empolgação geralmente é muito tênue. Pode ser surpreendentemente fácil pensar que está trabalhando com empolgação e se vir na esfera do medo. O medo não é uma emoção que nos deixará mudar facilmente ou manifestar nossos desejos.

Portanto, se uma questão parecer intensa demais para trabalhar, isto é, se quando você pensa nela, ela traz muito medo ou desconforto, então você pode usar a técnica "parar e marinar", criada por um de meus alunos.

Você só precisa pegar a bola de energia e essência do décimo chacra e levá-la para o nono chacra, parando nele por um bom tempo, quanto for necessário. Deixe-a lá "marinando" até você estar pronto para continuar. Esse é o chacra da possibilidade. Enquanto for apenas uma possibilidade, a questão não tem uma sensação iminente de se tornar real, o que poderia provocar medo. Quando ela fica no nono chacra, você pode se sentir confortável com ela no domínio da possibilidade.

Quando finalmente se sentir confortável e pronto, o que pode acontecer muito tempo depois, leve-a para o sétimo chacra e deixe-a parada lá para marinar mais, por quanto tempo precisar para você se sentir confortável com a questão naquele nível. Repita esse processo do primeiro ao sexto chacra.

Em outras palavras, você pode fazer este exercício bem devagar, deixando seu corpo mental se acostumar totalmente com a possibilidade em cada um de seus aspectos codificados nos chacras, antes de tentar mandá-la confortavelmente para a probabilidade no oitavo chacra. Em alguns casos, você pode querer parar a bolha em um chacra específico por uma hora, um dia ou até uma semana. Muitas vezes você estará pronto antes disso.

Você não precisa pensar na bola de energia o tempo todo. Seu inconsciente não esquecerá que ela está lá e provavelmente o avisará de um jeito ou de outro quando você estiver pronto para passá-la para o próximo chacra.

Em algum momento, seu nível de conforto será suficiente e a questão não será mais tão difícil de lidar. Neste ponto, você pode finalmente deixar a bola de energia descer até o oitavo chacra, o chacra da probabilidade, abaixo de seus pés, e arder para se tornar ainda mais provável em seu corpo e sua vida. ■

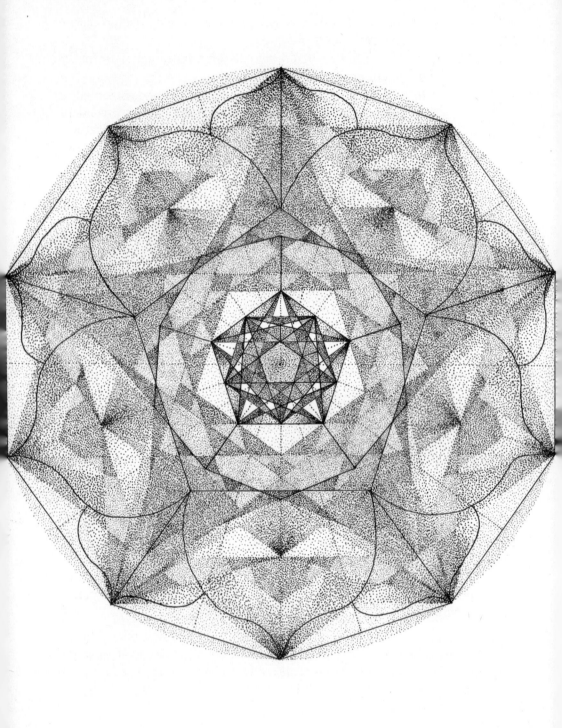

Parte III

Capítulo 18

Compartilhar Dons

*Quando você acalma sua mente, aumenta sua habilidade
de trabalhar com o coração.*

Richard Gordon

EU DESCOBRI MUITAS FORMAS DE APLICAR O TQ2 mantendo a mente aberta à ideia de que temos habilidades jamais consideradas ou imaginadas. A técnica para compartilhar dons deste capítulo apareceu em uma conversa com uma amiga.

Caroline me contou, em um café, que sempre foi uma aluna nota 10 durante a sua vida escolar e que não precisava se esforçar muito para conseguir isso. Ela simplesmente se lembrava de tudo que ouvia ou lia. Ela entregava os trabalhos e recebia a melhor nota da turma.

Já eu, ao contrário, tive de dar muito duro. Meus trabalhos voltavam dos professores com tantas correções com tinta vermelha que pareciam ter sarampo.

Não seria o máximo, pensei, se pudesse experimentar o dom de Caroline? Por diversão, inventei uma técnica e testei. Mostrei para ela como passar energia cardíaca e lhe disse para pensar em seu dom de memória fotográfica e enviá-lo a mim com sua energia. O resultado imediato não foi interessante. Não notei nada de diferente.

Mais tarde naquela noite, enquanto me preparava para dormir, pensei em uma amiga que não via há anos. De repente, vi uma imagem clara de seu rosto a aproximadamente 30 centímetros de mim, com seu nome escrito em letras douradas. Isso me pareceu muito estranho, pois nunca tinha passado por isso.

O rosto e as letras eram nítidos. Dava para ver as letras em tamanho grande com tanta clareza como se elas estivessem em um pôster. Eram tão brilhantes, claras e bem definidas que dava para ler de frente para trás e de trás para a frente várias vezes. Elas não se mexiam nem mudavam como acontece em visões normais. Então, pensei em mais dois amigos cujos rostos apareceram de repente a cerca de 30 centímetros de distância com seus nomes escritos embaixo em nítidas letras douradas.

Depois de ver esses rostos e as letras douradas, de repente comecei a sentir um medo generalizado. Isso me pareceu estranho demais, pois esse sentimento não parecia estar associado com nada que estava acontecendo na minha vida. O medo era forte e não me deixou dormir direito por quase uma hora.

Alguns dias depois, encontrei Caroline de novo. "Quando você pensa em seus amigos, vê o rosto deles na sua frente com o nome escrito embaixo em letras douradas?". Ela ficou chocada e surpresa: "Como você sabe?", perguntou. Então, perguntei se ela carregava muito medo dentro de si. Ela disse: "Ai, meu Deus, sim!". Expliquei então que adquiri seu dom brevemente, mas com ele vieram todas as outras coisas que ela trazia consigo.

Isso me levou à questão de como era possível receber os dons de uma pessoa sem pegar todas suas questões emocionais extrínsecas. Você poderia ter a genialidade de Mozart com a sua imaturidade. Ou a mente brilhante de Einstein com a sua solidão. Eu queria encontrar um jeito de obter ou compartilhar os benefícios sem os efeitos colaterais. E consegui.

Olha só como dá para compartilhar ou adquirir dons sem os efeitos colaterais:

Se você estiver compartilhando ou recebendo um dom, apenas pergunte para seu décimo chacra: "Quais são a energia e a essência deste dom?".

Seu eu supremo filtrará o dom que você quiser de quaisquer elementos indesejados, tais como medo, imaturidade ou solidão.

Então, se estiver compartilhando seu dom com alguém, leve a energia e a essência resultantes para o chacra cardíaco e as envie com energia para a outra pessoa ou para um ícone que a represente.

Se estiver recebendo um dom de alguém, leve a energia e a essência de seu décimo chacra pelos outros, passando a se sentir confortável com ele. Depois, deixe-o achar seu lugar natural em seu corpo e sua vida, integrando-se a você, assim como no capítulo da modificação de crenças.

Não precisamos conhecer fisiologia ou psicologia para fazer esse tipo de compartilhamento de dons e conseguir grandes resultados, porque estamos trabalhando com um tipo de inteligência muito especial que ainda não é, e talvez jamais seja, compreendida por nossas lógica ou ciência reducionistas. Pedir apenas pelo dom puro, seja enviando ou recebendo, é uma forma de definir intenção. A cura funciona pela intenção.

Grupos de pessoas também podem compartilhar dons uns com os outros. Se, por exemplo, você quiser compartilhar um dom com um grupo de pessoas, pode pedir para a energia e a essência do dom em seu décimo chacra descer para seu coração e projetar-se para o grupo, individual ou coletivamente. Fica mais fácil quando você junta todo o grupo como um único ser icônico, como no capítulo 16.

Se outra pessoa estiver compartilhando seu dom com o grupo, apenas abra seu coração para receber, filtre a energia e a essência em seu décimo chacra e integre-o pelos chacras e seu corpo, como fez antes.

Daria para alguém compartilhar vários dons de uma vez com uma pessoa ou um grupo? Sim, claro, e fica muito mais fácil se os dons forem empacotados em um ícone.

Você pode enviar e receber dons ao mesmo tempo? Isso me parece provável. Teste. Só estamos começando a explorar as possibilidades. Quando reconhecemos abertamente e com humildade a inteligência e a sofisticação do coração, do corpo e do Universo, eles parecem ficar além de qualquer limite compreensível.

Uma sala cheia de pessoas poderia receber e transmitir vários dons de e para todos ao mesmo tempo? Na verdade, testamos isso por apenas alguns minutos, pois o tempo no curso do TQ2 estava apertado. Todos pareceram gostar! No entanto, para ser sincero, não fui para casa naquela noite falando um novo idioma ou sabendo fazer crochê.

Voltando a Mozart e Einstein, daria para pedir um dom pelo qual alguém é famoso, estando a pessoa viva ou morta? E pedir a compaixão ou a criatividade de um antepassado? Ou o intelecto e o discernimento de um professor favorito? Claro, por que não?! Peça apenas a energia e a essência do dom em seu décimo chacra. Não se preocupe: você não está roubando o dom deles e nenhum zumbi famoso vai bater na sua porta para pegá-lo de volta.

Na cultura popular, chamamos os famosos de "ícones" e, de fato, no sentido do TQ2, podemos usá-los assim pelos dons que representam. Parece que seu eu supremo sabe qual é o dom, até melhor do que você, e o traz em forma pura, individualizada, da vasta biblioteca de possibilidades humanas. Como você acha que Mozart e Einstein conseguiram seus dons?

Outra forma de fazer isso é pedir um determinado dom, sem vir de uma pessoa específica. É possível pedir os dons do bom humor, da paciência, da gratidão, da organização, da confiança ou o que mais você quiser. Seu eu supremo vai assumir a partir desse momento, filtrando e customizando o dom para você. Vá ao décimo chacra e peça pela energia e essência desse dom e o integre aos chacras e ao corpo.

Isso é como ter um assistente esperto e dedicado para ajudá-lo a escolher, em um menu infinito, os acessórios, as habilidades e a personalidade do personagem de seu jogo de *videogame*, antes ou durante a partida. Escolha seus dons com sabedoria, aceite e os use com integridade e amor.

Os dons não costumam ficar bem estabelecidos em nós em uma única sessão de TQ. Portanto, repita este processo o quanto for necessário. Se estiver sentindo um dom criar raízes, cuide bem dele para que seja seu.

As maravilhas deste trabalho não param de me impressionar. ■

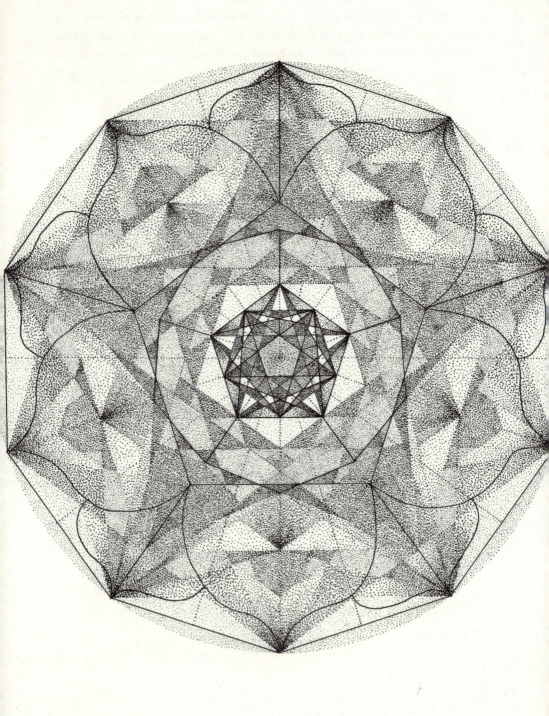

Parte III

Capítulo 19

Magia Visível – Alinhamento do Esfenoide com o Occipital

O importante é não parar de questionar.
Albert Einstein

De todos os aplicativos deste livro, este se destaca dos outros. Ele nunca para de me impressionar. Funciona rápido. É visível, mensurável, testável e confiável, e parece milagroso a quem entende de fisiologia. Pode ter muitos benefícios de cura surpreendentes em todo o corpo. É o aplicativo esfenoide-occipital.

Don McCann, MA, LMT, LMHC, CSETT, apresentou a mim este aplicativo. Don é fundador e criador da Terapia Energética Estrutural, uma modalidade terapêutica integrativa centrada no trabalho corporal e nas técnicas craniana/estrutural. Você pode ler sobre Don e sua terapia, aulas e produtos em seu *site* <www.structuralenergetictherapy.com>.

Já mencionamos o osso esfenoide nos capítulos 7, 9, 10, 11 e 16, e o ensinamos a medir e equilibrar temporariamente os quadris e o occipital no capítulo 4, em seus primeiros exercícios com a energia cardíaca.

Mas agora você aprenderá como ajustá-los de uma só vez em segundos e fazer esse ajuste durar a vida toda. Essa habilidade de equilibrar rápido a relação entre esfenoide e occipital, sem tocar neles, e ao mesmo tempo ajustar os quadris automaticamente, é tão incrível que merece um capítulo só seu, este aqui.

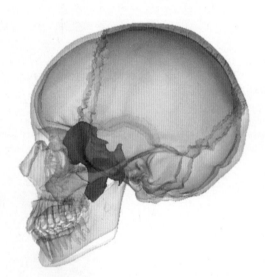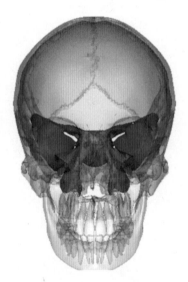

Osso esfenoide

Revisando, o esfenoide é um osso em formato de máscara bem atrás do rosto, na direção do centro da cabeça. O occipício ou osso occipital fica na nuca. Podemos medir seu desalinhamento, antes e depois de passar energia, pela protuberância occipital. Usar o TQ2 para equilibrar o desalinhamento angular entre esses dois ossos equilibra automaticamente os quadris, ajuda a endireitar o corpo e tem benefícios de longo alcance à saúde.

A discussão a seguir é importante para o entendimento técnico. Mas, se preferir ação em vez de explicações longas, sinta-se à vontade para pular para a parte da técnica no fim deste capítulo.

Pelve e crânio desalinhados: é normal, mas não ideal

Don McCann trabalha com a relação entre o esfenoide e o occipital há mais de 25 anos. Eles ficam desalinhados, um em relação ao outro, a vida toda, provocando um desequilíbrio paralelo na torção dos quadris em quase todo mundo. Ele chama esse padrão de "Desvio Central". Ele me ajudou a entendê-lo e a sua grande importância para o corpo e a saúde.

Segundo Don McCann, o Desvio Central cria desequilíbrios e fraquezas em todo o sistema musculoesquelético, o que pode levar a outros problemas corporais. Ele descobriu que, ao equilibrar o Desvio Central, esses desequilíbrios e fraquezas podem ser corrigidos.

Por razões misteriosas ainda não descobertas, os ossos esfenoide/occipital e pélvicos se desequilibram bem cedo na vida no padrão do Desvio Central, aparentemente antes do nascimento. Esse desvio pode ser observado em um feto de 16 semanas na exposição de anatomia itinerante *Bodies: The Exhibition*, ou em laboratórios médicos com esses espécimes.

Ele também descobriu esse mesmo desalinhamento em outras espécies de mamíferos. Pessoas que andam a cavalo aprendem a caminhar do lado esquerdo do cavalo. Isso porque o osso esfenoide desalinhado do animal o faz virar levemente para a direita. Portanto, caminhar do lado esquerdo dele evita que ele pise no seu pé. Creio que isso significa que, se você equilibrar o Desvio Central do seu cavalo, ele caminhará mais reto e seu pé não ficará vulnerável se você caminhar em qualquer um dos lados dele.

A seguir, há uma lista parcial dos mais de 200 problemas de saúde que Don McCann, em mais de 37 anos de prática, descobriu responderem bem ao equilíbrio do desalinhamento craniano e do padrão do Desvio Central:

escoliose

hérnias e protuberâncias de discos

doença degenerativa do disco

desalinhamentos na coluna

D-ATM

tendinite

cicatrizes cirúrgicas e adesões

compressão neural

artrite

osteoporose

rigidez articular

luxação e contraturas musculares

fibromialgia

lúpus

hérnias de hiato

refluxo gastroesofágico

túnel do carpo

dor no pescoço

dor no ombro

cotovelo de tenista

ombro congelado

traumatismo cervical

dores de cabeça

dedo em gatilho

hérnias e protuberâncias de discos

dor nas costas

dor no nervo ciático

dor no quadril

dor no joelho

dor no pé

fascite plantar

esporão no calcanhar

luxações e distensões

e muito mais!

Don McCann ensinou os métodos desenvolvidos por ele a muitas pessoas. No cerne de sua modalidade está uma forma de liberar o Desvio Central do esfenoide e do occipital no crânio. Ele também junta sequências de liberação de tecidos moles especializadas desenvolvidas por ele. Esse método equilibra o padrão do Desvio Central. Quando ocorre esse equilíbrio, um resultado simultâneo importante é o alinhamento e suporte automático dos quadris também.

Anatomia do esfenoide e do occipital

O esfenoide fica atrás das órbitas nasal e ocular e tem o formato de uma borboleta ou um morcego. Reflete o equilíbrio ou o desequilíbrio da pelve. Sustenta a hipófise e toca em todos os outros ossos da caixa craniana. Por sua posição central dianteira, pode funcionar como um amortecedor de choques, de modo que a força de um golpe no rosto seja distribuída por ele em volta de todo o crânio. Alguns osteopatas o chamam de osso "GOD", abreviatura de *Geometry of the Divine* [em português, "Geometria do Divino"]. O esfenoide é o primeiro osso a se formar no embrião humano.

O osso occipital fica na nuca. Ele sustenta toda a cabeça e se localiza acima da coluna. Liga-se ao osso esfenoide por uma articulação, a sincondrose esfenobasilar (SEB). Esses dois ossos podem virar e se mover um em relação ao outro nessa articulação central.

Embora não seja preciso, se você quiser conhecer melhor a anatomia do esfenoide e do occipital, pode procurar esses ossos na internet ou em um livro de anatomia. Ou também pode fazer o *download* e rodar algum aplicativo de anatomia para *smartphone* ou *tablet* mostrando os ossos do crânio. Um dos meus favoritos é o Exploding Skull para iPhone ou iPad.

Geometria em 3-D do desvio central

A discussão geométrica a seguir é opcional e você pode pulá-la, se assim desejar. Ela serve para quem quer entender melhor o Desvio Central, como ensinado por Don McCann, e por que encontramos as medições do quadril e da protuberância occipital como elas são. Este material não é exatamente necessário para usar com sucesso a técnica que ensinamos no fim deste capítulo. A inteligência corporal e o Universo parecem compreender essa geometria complexa melhor do que nós.

Segundo Don McCann, no Desvio Central, o osso esfenoide pende em uma direção, tipicamente com o lado esquerdo da pessoa para baixo e o direito para cima. Ao mesmo tempo, o occipital pende na outra direção, com o lado esquerdo para cima e o direito para baixo. Logo, o lado direito é mais elevado na frente (esfenoide) e o lado esquerdo é mais elevado atrás (occipital). (Lembrando que direito e esquerdo referem-se ao ponto de vista do paciente e ao que você verá se estiver atrás dele.)

O resultado é uma torção arquetípica nos ossos do crânio. Se estiver olhando a cabeça de alguém de frente ou de trás, o osso virado para você (o esfenoide se estiver na frente e o occipital se estiver atrás) fica desalinhado no sentido horário, para cima na esquerda e para baixo na direita. Se estiver olhando a cabeça da pessoa de perfil, seja do lado direito ou do esquerdo, os ossos cranianos no lado virado para você ficam desalinhados no sentido anti-horário, ou seja, para cima na direita e para baixo na esquerda. Você consegue se familiarizar rápido com essa relação 3-D se esticar as mãos na sua frente e virá-las e torcê-las para ajudar na visualização.

Quando o ensinamos a medir a protuberância occipital no capítulo 4, dissemos que ela fica quase sempre para cima no lado esquerdo e para baixo no direito, como você vê de trás da pessoa. Isso se correlaciona muito bem com a torção esfenoide/occipital arquetípica.

Segundo Don McCann, o crânio e a pelve estão firmemente coordenados por um sistema incrível de estruturas e reflexos envolvendo a dura-máter (membrana que envolve o cérebro e a medula espinhal) e os ossos, ligamentos, músculos, fáscias e nervos do crânio, coluna e pelve. Portanto, é espantoso observar que o alinhamento do crânio afeta diretamente o alinhamento da pelve e dos quadris. A torção esfenoide/occipital resulta em uma torção correspondente e idêntica dos quadris e da pelve.

Ou seja, mesmo o eixo da torção esfenoide/occipital sendo de frente para trás e o da pelve de um lado para o outro, suas direções coordenadas são as mesmas. São paralelas. De acordo com Don McCann, se você olhar os quadris de um paciente, de frente ou de trás, a face mais próxima que você observar à sua direita está rotacionada para baixo, com a parte de cima do quadril torcida na sua direção, e a face próxima do quadril que você observa na sua esquerda está rotacionada para cima, com a parte de cima do quadril torcida para o outro lado.

Fica muito mais fácil entender essa rotação do quadril se você olhar a pessoa de perfil, do lado direito ou do esquerdo. O quadril do seu lado fica torcido no sentido anti-horário, para cima na sua direita e para baixo na esquerda. Essa torção dos quadris no sentido anti-horário vista de perfil está na mesma direção da torção do crânio no sentido anti-horário vista de perfil. Se você esticar as mãos na frente, de novo, e virá-las e torcê-las, entenderá melhor essa relação em 3-D.

Então, por que, quando medimos os quadris de alguém de frente ou de trás usando nossas mãos, como ensinado no capítulo 4, quase sempre achamos que nossa mão direita fica mais alta e a esquerda, baixa? Eu mesmo não pensei muito na geometria, tratando apenas as partes dianteira e posterior como sistemas separados. Chris sempre supôs que essa inclinação fosse porque cada quadril estava torcido no sentido horário, visto de perfil, o que é exatamente o oposto da torção no sentido anti-horário descrita por Don McCann.

A solução para esse paradoxo misterioso é que o topo de cada ilíaco (os ilíacos são os ossos grandes no topo da pelve) fica muito elevado comparado ao resto da crista ilíaca. Quando esse topo elevado está rotacionado na sua direção, sua mão mede o quadril elevado; quando está para o outro lado, sua mão mede o quadril baixo. Quando a torção desaparece, as alturas dos lados direito e esquerdo do ilíaco se equilibram e a linha entre suas mãos se nivela.

O sacro é a base sobre a qual fica o restante da coluna. Fica atrás da pelve, entre os dois ilíacos. Segundo Don McCann, quando os quadris têm a torção típica do padrão do Desvio Central, o ilíaco direito eleva o lado direito do sacro, enquanto o ilíaco esquerdo abaixa o lado esquerdo do sacro e, por isso, o sacro se inclina para a esquerda. Como a coluna fica nessa base inclinada, quase todo mundo tem uma pequena escoliose inata.

Durante a vida, com atividades, acidentes, traumas, emoções guardadas e talvez outros fatores desconhecidos, a curvatura da coluna pode ficar mais exagerada, criando graus maiores de escoliose e desalinhamento geral da coluna e do corpo todo.

O ponto principal desta seção, no entanto, é que seja qual for a geometria, e as causas, entenda você ou não, a técnica simples do TQ2 no final deste capítulo pode equilibrar o Desvio Central e fazer os ajustes necessários em segundos, com resultados duradouros.

Três observações notáveis

Agradeço a Don McCann por me mostrar que consigo resultados muito melhores com o TQ2 focando no esfenoide. Apenas alguns segundos depois, isso equilibraria e nivelaria não só o esfenoide, mas também o occipital e os quadris, na frente e atrás, ao mesmo tempo! Em outras palavras, ele me demonstrou que, ao focar no esfenoide por alguns segundos, usando nossa energia cardíaca e intenção, podemos equilibrar o Desvio Central. Isso funciona praticamente todas as vezes. Que esse ajuste simultâneo é melhor quando se foca no esfenoide foi a primeira das três observações notáveis.

Antes de aprender o método esfenoide-occipital de Don, eu trabalhava no osso occipital da pessoa, na parte posterior dos quadris e na frente dos quadris separadamente, como você aprendeu a fazer no capítulo 4. Ou eu trabalhava nos três ao mesmo tempo usando um ícone, como você aprendeu a fazer no capítulo sobre fazer várias coisas de uma vez só. Mas descobri que esses ajustes só duravam de alguns dias a aproximadamente uma semana. Então eu precisava ajustá-los de novo.

Porém, quando foquei no alinhamento do esfenoide e usei esse método avançado esfenoide-occipital em uma pessoa e a encontrei de novo semanas, meses ou até anos depois, os quadris e o occipital ainda estavam nivelados como no primeiro momento em que os ajustei! Usei esse método em uma amiga minha e, nos meses seguintes, ela se envolveu em dois acidentes de carro e sofreu um terceiro acidente que a derrubou. Por incrível que possa parecer, quando a encontrei de novo, seu esfenoide e seus quadris continuavam perfeitamente equilibrados, como estavam no ano anterior.

Uma única sessão de TQ2 de alguns segundos poderia mudar de forma dramática e permanente a vida de alguém, qualquer pessoa, de um passado (desde antes do nascimento) com o crânio e a pelve torcidos para um futuro sem torção? Aparentemente sim! Isso é corroborado pelos resultados dos 37 anos de Don McCann tratando pessoas com a

Terapia Energética Estrutural. Segundo seus registros, pessoas tratadas há 20 ou 30 anos ainda mantêm o equilíbrio estrutural craniano e corporal que receberam no primeiro tratamento.

Essa persistência a longo prazo do equilíbrio e do alinhamento, apesar dos choques e tensões da vida, foi a segunda das três observações notáveis.

A terceira, uma bem surpreendente, aconteceu quando eu finalmente analisei a anatomia do osso esfenoide. No fim, consegui ajustar o esfenoide e, com isso, o occipital e os quadris de muitas pessoas, mesmo tendo um conceito bem impreciso e distorcido do formato e da localização do esfenoide. Minha ideia da anatomia estava toda errada. Até a torção estava errada, e eu nem estava pensando no occipital. Mesmo assim a técnica funcionou!

Com essa experiência, ficou evidente que, de alguma forma, a inteligência do corpo e/ou do Universo entende minha intenção, conhece anatomia e sabe do que a pessoa precisa melhor do que eu, e fez a tradução entre eles.

Minha conclusão, resumindo, é esta:

O TQ2 trabalha com a superinteligência do corpo e/ou do Universo.

Isso pode soar meio estranho e implausível, mas de que outra forma aconteceria o que observei? De que outra forma minhas intenções errôneas levariam ao resultado correto? Certo ou errado, esse é agora o meu modelo de trabalho, e ele funciona para mim e meus alunos.

Quando adquiri a confiança de ensinar essa técnica avançada em um curso de TQ2, fiquei feliz em ver que outras pessoas conseguiam aprender esse ajuste esfenoide/occipital também. Para sua grande surpresa, quase todo mundo parece entender na hora, na primeira tentativa. Suponho que eu poderia considerar essa facilidade de ensino da técnica como uma quarta observação notável. Mas não considero, porque já esperava por isso.

Milhares de alunos aprenderam esta técnica. Agora é a sua vez.

Técnica

1. Medição. Primeiro meça os quadris, na frente e atrás, e o occipital, como mostramos no capítulo 4. Eles estão inclinados? Se sim, quanto? Na maioria das pessoas, você encontrará a inclinação típica mensurável com a mão, como descrito antes: o occipital elevado no lado esquerdo, o topo do quadril direito elevado atrás e o do quadril esquerdo elevado na frente. Você provavelmente encontrará algumas variações. Algumas pessoas são bem fáceis de medir, e outras são mais difíceis pelo biotipo.

Não se preocupe em medir a inclinação do osso esfenoide. É difícil de fazer isso e, honestamente, nem eu sei fazer! Na minha opinião, se os quadris estão desalinhados, você pode supor que o esfenoide e o occipital também estejam.

A seguir, cito algumas formas de realinhar esses ossos e resolver sua torção.

2A. Método direto. Fique na frente da pessoa que deseja ajudar. Olhe para seu rosto e visualize o esfenoide como uma máscara de Carnaval, uma grande borboleta ou um morcego, da largura do rosto, atrás dos olhos. Visualize-o na frente do occipital, formando um eixo com ele na articulação entre eles. Para aliviar e nivelar a torção, o esfenoide precisa normalmente abaixar na direita e subir na esquerda. Mas não se preocupe se esquecer qual é a torção habitual e de que forma deve ficar. Apenas pense na intenção que ele se ajustará da forma que precisar. Passe energia cardíaca para isso, enquanto mentaliza para o esfenoide ir para a posição certa.

Se fizer isso bem, o que parece que quase todos fazem desde o início, o esfenoide, o occipital e os quadris se alinharão automaticamente. Isso costuma levar de cinco a dez segundos, mas você pode demorar mais. Quando você ganhar confiança, conseguirá fazer ainda mais rápido.

2B. Método do ícone. Assim como fez no capítulo 15, crie um ícone para representar sua intenção de alinhar o esfenoide/occipital. Pode ser de qualquer um dos tipos descritos nesse capítulo ou algum outro que você inventar. Apenas passe energia cardíaca nele com a intenção de alinhar o esfenoide/occipital da pessoa. Faça isso por uns cinco a dez segundos ou mais, se quiser.

3. Meça de novo. Tudo bem, agora meça de novo os quadris, na frente e atrás, e o occipital. A inclinação diminuiu ou sumiu? Se sim, você acabou. Na maioria dos casos, os quadris se nivelam logo de cara. E provavelmente ficarão assim pelo restante da vida.

Fazer um ajuste estrutural em uma pessoa sem tocá-la, usando apenas a sensação interna e a intenção, é espantoso. Viola suposições fundamentais da ciência e da tecnologia atuais. Mas agora você, e quase todo mundo, consegue fazer isso, rápido, fácil e com segurança.

Isso é magia visível. Você está visivelmente influenciando o mundo externo com seus pensamentos e sentimentos.

Você é mágico, e o mundo é ainda mais misterioso do que imaginávamos. ∎

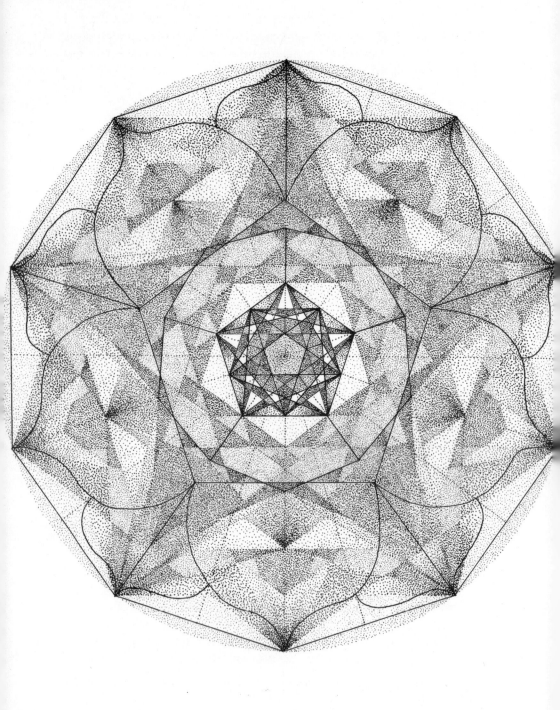

Parte III

Capítulo 20

Mais Perguntas Frequentes

Seu amor importa de verdade. Tem mais impacto do que você sabe.

Richard Gordon

Modificação de crenças e identidade: exercício dos dez chacras

Eu me concentro na cor do chacra que estou focando?

Não. Você não precisa se concentrar na cor. Não precisa pensar que cor tem uma maçã para comê-la. Ela é assim. Apenas leve um amor verdadeiro ao chacra real.

Nós imaginamos os chacras na cabeça?

Não. Apenas preste atenção à parte do corpo na qual fica o chacra. Você não precisa imaginá-lo. Mentalize seu amor indo para o chacra para ele ficar tão brilhante e energizado quanto precisa e deve.

Por que recorremos ao décimo chacra pela informação?

Recorremos a esse chacra porque não temos a experiência de ser, fazer, ter ou acreditar nisso, mas nosso eu supremo tem. O décimo chacra é a energia de nosso eu supremo.

Por que preciso dizer em voz alta ao meu ajudante em que chacra estou?

Você faz a contagem regressiva dos chacras enquanto passa por eles para o ajudante adicionar sua energia e apoiá-lo, enquanto você conduz a energia e a essência pelo plano físico.

Você disse que, quando eu desço para o oitavo chacra, preciso sentir que o que desejo é mais do que 50% possível. Quanto tempo demora para chegar nesse ponto?

Deixe-o se mover quando estiver pronto. Não se preocupe tanto com detalhes. Você não vai querer ser exato demais aqui, pois isso limitaria o processo. Divirta-se com ele.

Apenas vá para o décimo chacra e capte *algo*, por mais vago que seja, o que for. Para muitos, é fácil. Para outros, não. Não precisa ser difícil. As pessoas costumam ter dificuldade com isso por dois motivos:

A primeira questão é ser crítico demais quanto ao que você recebe no décimo chacra. Se captar uma sensação bem vaga, está perfeito. Apenas a sensação de que *alguma coisa* mudou. Você não precisa de um símbolo, um som ou uma imagem. Basta apenas uma vaga sensação de que algo está diferente de antes. Isso está perfeito.

A segunda questão é se preocupar demais enquanto movimenta o que recebeu pelos chacras. Se você passar por um deles e se sentir bem, siga em frente. Não precisa demorar muito. Quanto mais você tenta ser perfeito, mais dificuldade terá. Apenas relaxe, sinta e aceite.

Quanto mais relaxado, leve e neutro você estiver, mais fácil será.

O mais difícil é modificar nossas crenças. A maioria ainda pensa como quando era criança, embora seja muito diferente agora. Conseguir mudar tanto em tão pouco tempo e sem o uso de uma afirmação é incrível.

Mais Perguntas Frequentes

Sempre que faço isso, sinto a informação no décimo chacra, mas, quando ela desce para o quinto chacra, ela some.

Você provavelmente tem um bloqueio no quinto chacra. Concentre a energia cardíaca nele com a intenção de desobstruí-lo. Depois, comece o exercício de novo.

Quando pratico essa técnica, nem sempre recebo informação no décimo chacra. Às vezes vem de outro. Isso está certo?

Não tem problema. Apenas a leve para baixo. O importante é sentir a expansão da possibilidade de concretizar seu objetivo e se sentir confortável com ele, antes de mandá-lo para o oitavo chacra.

Dá para fazer isso sozinho?

Sim. Mas acho mais producente fazer com outra pessoa.

Lembro-me de dizer em uma entrevista que podemos ajudar um ao outro a modificar nossas crenças. Alguém duvidou dizendo: "Isso é assustador". Porque ele achava que eu poderia fazer isso *em* alguém sem seu conhecimento ou consentimento. Mas ninguém pode fazer isso. Precisa de duas pessoas trabalhando duro e impecavelmente para fazer esse processo amplificado funcionar. É um esforço colaborativo e a pessoa precisa, primeiro, ter o desejo de mudar.

Nada é mais limitante do que nossas crenças. O que nos mantém no lugar são nossas crenças limitadas. Usar amor e energia para modificar crenças como esta é inédito, mas muito poderoso.

Agora me sinto muito bem sobre a coisa em que trabalhei. Mas, quando a sessão terminar e eu voltar para minha vida real, posso perder esse sentimento e ficar deprimido. Como posso continuar a ter esse sentimento bom? E, se eu ficar deprimido sobre isso de novo, como voltar a me sentir bem?

O processo de saber que você pode ir para um lugar diferente dentro de si é uma descoberta em si mesmo. Quando uma criança aprende a andar, ela cai. Ela não diz: "Como vou saber se não vou cair de novo quando me levantar?". Ela simplesmente continua tentando. É um processo de crescimento e aprendizado. As realidades antiga e nova são verdadeiras. Você ganha força por estar na nova realidade.

Isso significa que, quando me deprimir de novo, devo repetir o processo?

Você pode. A depressão vem muitas vezes quando uma raiva fica contida. Você pode achar mais fácil fazer isso com um amigo. Faça pelo telefone ou em uma chamada de vídeo (como pelo Skype).

Não consigo sentir os chacras, mas tenho uma noção de onde eles ficam. Isso basta?

Sim. Apenas leve sua consciência ao local.

Você pode me dar um exemplo específico de algo que realmente tenha se manifestado com esse exercício?

Uma aluna entusiasmada do Leste Europeu credita esse método por deixar de ficar muito doente e em uma cadeira de rodas e passar a ser saudável de modo vibrante e sustentável – em um dia! E ela o credita por abrir tanto sua vida que em duas semanas ela conseguiu emprego, dinheiro e uma passagem de avião para meu curso seguinte de TQ2 – no Havaí! O engraçado é que, quando ela começou a tentar, não achava que fosse funcionar. Não conheço mais ninguém que tenha usado esse método e experimentado uma transformação e um sucesso dessa magnitude. Mas sua história indica as possibilidades se alguém praticar essas técnicas com foco e intensidade.

Eu mesmo tive grandes resultados ao me abrir a novas inspirações, ideias e soluções. Usei esse método para fazer grandes perguntas e me abrir às grandes respostas. Uma pergunta que fiz nesse sentido é: "O que mais posso aprender sobre o TQ?". Os resultados foram vastos. Parece que, cada vez que fazemos a pergunta sobre energia e essência, podemos nos abrir para algo bem grande.

Vejo pessoas nos cursos de TQ2 o tempo todo que mudam de "Não consigo pular aquele muro" a "Ai, meu Deus, agora sei como conseguir isso!". É incrível.

Quando estou ajudando meu parceiro nesse processo, deixo os olhos abertos e olho para o chacra que estou apoiando?

Sim. Use seus olhos para focar a atenção e atingir a área na qual envia seu amor. Os ícones podem funcionar, mas focar com seus olhos é mais fácil quando você tem a chance.

Ícones

Ao criar ícones, posso criar um para um membro da família e meditar para ele?

Claro, por que não? Você pode fazer um ícone único para cada membro da família, se isso for mais potente para você do que os ícones que criou para outras questões. O ícone para uma pessoa pode ser até uma foto ou um vídeo curto dela. O importante é ter algum sentido para você e for algo em que pode focar.

Você falou para fazer ícones diferentes para cada aplicação. Existe algum ícone universal que podemos usar?

Se quiser usar um ícone universal, trabalhe em abrir seu coração. Há muito tempo, um de meus professores me disse: "Se você puder aprender a se deixar levar, não tem nada na vida para saber".

Perguntas gerais

Você disse para continuar a praticar o Toque Quântico. Eu deveria marcar um horário?

Você poderia. E pode com certeza agendar compromissos, assim como para tudo na vida. Mas, para uma prática casual, apenas faça isso quando se lembrar, quando rolar. Faça-o com sua família e seus amigos. Ou faça enquanto anda no supermercado. Mas não veja como um trabalho duro. Mantenha a leveza, algo para curtir. Não faça disso uma obrigação.

Quando você diz para encher o coração com amor, é tão abstrato... Você pode ser mais específico?

Se pensar no amor, há muitas qualidades nessa única palavra. É dar, receber, saber e entender. É cuidar. Ficar vulnerável. É ter um carinho profundo. É compaixão. São tantas coisas. É uma grande palavra que abarca muitas qualidades. É algo automático que as pessoas sentem. A mãe sente amor automaticamente por seu filho, e o bebê por sua mãe. Também é se abrir, ser tocado e tocar.

Para o TQ2, o amor se resume enfim a um sentimento muito bom na área cardíaca. Às vezes você sente calor ou formigamento e ocorre com frequência no relacionamento com alguém ou algo especial para você ou como resposta à beleza na arte ou no mundo. Se você for um ser humano, provavelmente saberá o que estou descrevendo. Se for um sociopata ou um psicopata, continue tentando sentir alguma coisa lá, talvez você se surpreenda.

O Toque Quântico é a energia yin ou a yang?

As duas. É *yin* e *yang*, porque damos e recebemos.

No Toque Quântico básico, aprendemos sobre a respiração. Nós precisamos praticar a respiração enquanto enviamos energia cardíaca?

Faça a respiração básica que aprendeu. Use suas mãos e passe energia do seu coração. Às vezes minhas mãos enviam energia aqui (nos ombros, por exemplo), mas meu coração está trabalhando lá (no pescoço), aqui (nas costas) e aqui (na cabeça), etc. O TQ2 não exclui nada do que já aprendemos. Apenas lhe dá mais liberdade. É uma forma poderosa de fazer a técnica da Ressonância Amplificada do TQ1. ∎

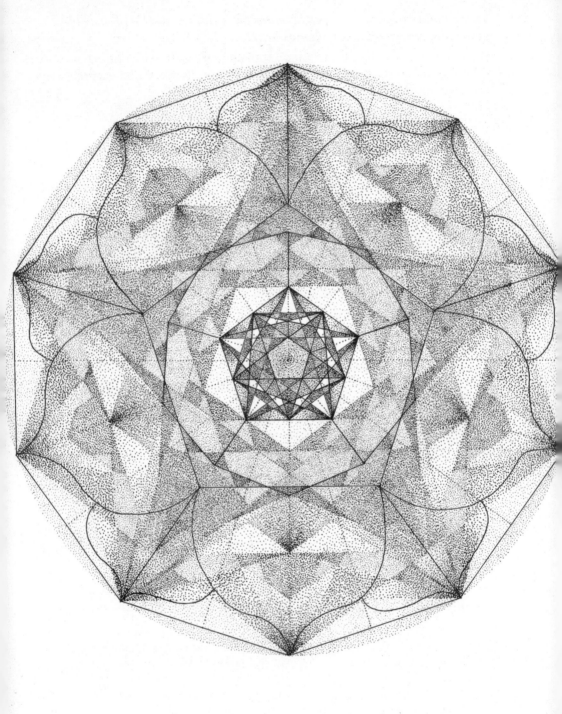

Parte III

Capítulo 21

Meditação do Toque Quântico

*Nós estamos aqui para despertar da ilusão
do nosso isolamento.*

Thich Nhat Hanh

LGUMAS PESSOAS USAM A MEDITAÇÃO PARA RELAXAR, melhorar a saúde, concentrar-se, aquietar a mente ou ter paz interior e clareza das ideias. O processo de meditação em si já pode provocar mudanças profundas em nosso bem-estar. Há inúmeros modos de meditar e várias escolas de pensamento sobre isso. Para muitas pessoas, o propósito derradeiro da meditação é a iluminação e se fundir ao amor infinito.

Agora que está familiarizado com o TQ2, vamos descobrir como você pode usar a energia cardíaca para se deixar levar em meditações profundas e plenas.

A mente gosta de se ocupar com milhares de pensamentos sobre tudo e mais alguma coisa. Para aquietá-la, usamos tanto o poder da escolha como o poder de se deixar levar. Antes de começarmos, perceber que você não é seus pensamentos pode ajudar. Você os tem, mas pensador e pensamento não são uma mesma coisa. Muitos vivem identificados profundamente com a corrida frenética de sua mente e perdidos nela. Perceba, no entanto, que há muito mais para nós do que nossa identificação com nossa mente, corpo, sentidos, desejos, medos, esperanças e crenças. Sua verdadeira identidade é um mistério e o destino final desta jornada. Há relatos demais de pessoas que conseguem experiências transcendentais e felicidade infinita para ignorá-los como meros boatos ou folclore.

Relaxe

Por mais longe que queira ir nesta jornada, cada passo o levará mais perto de seu destino. Abordaremos algumas variações das meditações do Toque Quântico, mas o primeiro passo é sempre o mesmo. Relaxe completamente, sentado ou deitado. O importante é ficar bem confortável. Sinta cada parte de seu corpo liberando toda a tensão. Deixe-se levar.

Respire

É importantíssimo se concentrar na respiração enquanto medita. A mente tende a se mover com a respiração. Quanto mais profundo você entrar na meditação, fica mais óbvio que sua respiração e seus pensamentos estão intimamente ligados. Para ajudar a aquietar sua mente, a respiração precisa ser lenta, profunda e relaxada. Encontre um ritmo fácil. Então, conecte sua respiração com a energia cardíaca. Quanto mais sua respiração e a energia cardíaca estiverem unidas, mais rápido seus pensamentos desaparecerão.

Tempo

Para ter melhores benefícios, uma sessão de meditação deve durar pelo menos dez ou 15 minutos. Muitas vezes você perde a concentração se a meditação durar mais de 30 minutos. Por isso, de 20 a 30 minutos é a duração certa para a maioria. Meditar de uma a três vezes por dia é excelente. Demorar mais tempo meditando ou por mais vezes ao dia pode ser uma forma de evitar sua vida.

Foco

A meditação requer foco e atenção. No que você foca define a natureza da meditação. Seguem algumas sugestões.

Energia cardíaca sem pensamento

Esta é uma meditação silenciosa na qual você mergulha na energia cardíaca, rende-se e se funde a ela. Só isso. Você se coloca completamente em silêncio para sentir a energia cardíaca fluindo com a respiração, excluindo todo o restante. Apenas afaste qualquer pensamento insignificante que surja na sua mente e fique com a sensação e a alegria fisiológica gerada por sua energia cardíaca. Você não precisa pensar em sua experiência ou explicá-la. Apenas sinta. A energia pode se espalhar por todo seu corpo. Leve sua atenção ao coração e fique lá. Esvazie e aproveite!

Energia cardíaca com pensamento

Esta é uma meditação na qual você mergulha em silêncio na energia cardíaca, como na meditação anterior, enquanto fica repetindo devagar para si mesmo uma única pergunta, excluindo todos os outros pensamentos. Gosto de escolher entre estas três questões:

1. Quem sou eu realmente?
2. O que eu sou?
3. Até onde pode ir o amor?

Você pergunta sobre sua natureza infinita, o amor infinito, a sabedoria e a profundidade de seu ser. Se a mente viajar, traga-a de volta. Use a energia cardíaca para impulsioná-lo para ir cada vez mais fundo. Você faz a pergunta de seu eu supremo. A resposta é filtrada pelos chacras. Você não precisa fazer nada para facilitar o processo.

Escolha só uma pergunta por meditação. Todas elas são boas. Cada uma inicia uma jornada que o levará para casa.

O pensamento "Quem sou eu?" destruirá todos os outros e, assim como a vara usada para acionar a pira, será destruído no fim. Então, lá surgirá a Autorrealização."

Sri Ramana Maharshi

Como ser criativo

Se preferir, pode tentar meditar usando a técnica dos dez chacras do capítulo 17 sobre modificação de crenças. Quando fizer isso, pode fazer uma pergunta como: "Qual é a energia e a essência de saber quem realmente sou?". Mande as respostas não verbais do décimo chacra para todos os outros abaixo dele, como descrito naquele capítulo. Com essa abertura dos chacras, você poderá se entender e sentir em um nível bem mais profundo, melhorando muito suas meditações.

Praticar as meditações neste capítulo fará muito bem a você. Isso abrirá ainda mais sua energia cardíaca, melhorará suas sessões de cura, ajudará a equilibrar seu corpo e suas emoções e o ajudará a se conhecer e se amar ainda mais.

Recomendo combinar as técnicas deste capítulo e inventar novas. Explore e abrace as possibilidades. ■

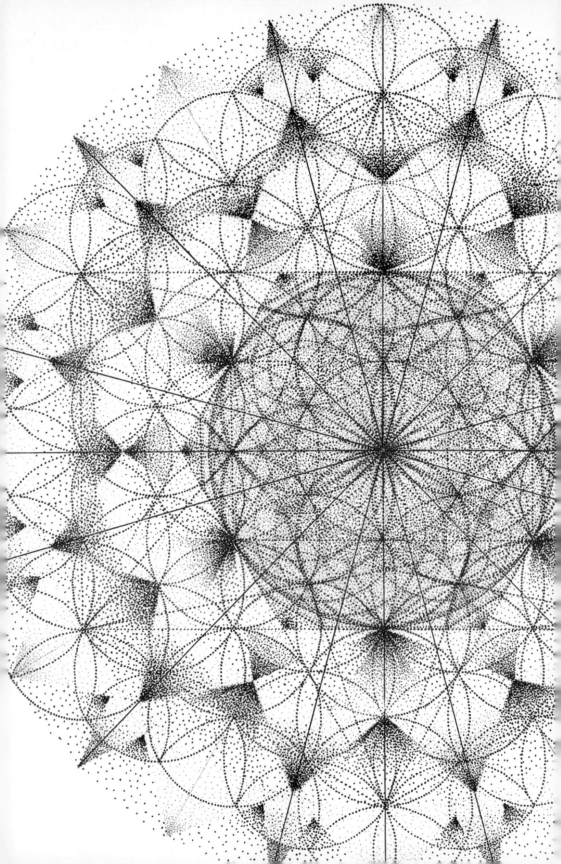

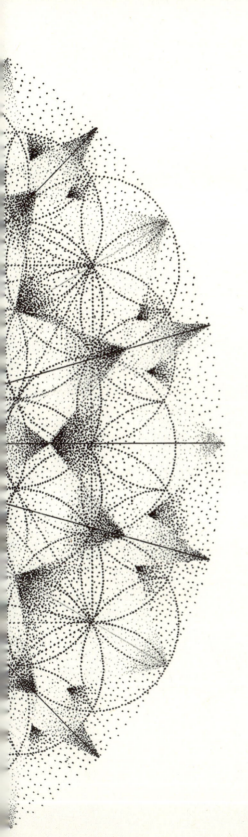

Parte IV

Nova Ciência, Novo Futuro

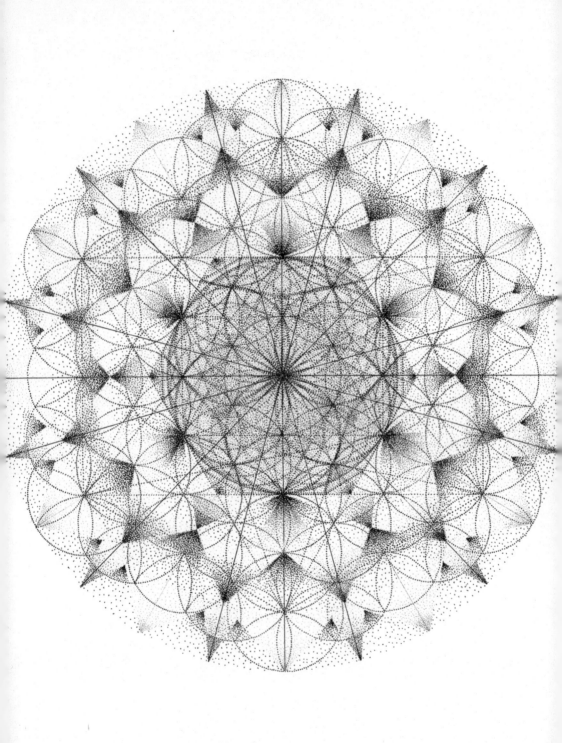

Parte IV

Capítulo 22

O Novo Homem – Ideias e Especulações

Buscar uma explicação física da mente é uma aventura de tolos. É como dissecar um piano para encontrar o concerto escondido dentro dele.

Lyall Watson

É humano?

Alan Turing foi o pioneiro fundador da ciência da computação e da inteligência artificial. Em 1950, ele criou um experimento mental que se tornou famoso desde então. Chama-se teste de Turing. Ele teve a ideia de um teste que poderíamos usar, em algum momento no futuro, para determinar se um computador se tornou inteligente ou não. Se, enquanto conversa com o computador por mensagem de texto de outra sala, você não puder discernir se é uma pessoa ou uma máquina, ele passaria no teste para inteligência da máquina.

Hoje há vários *chat bots* na internet só esperando pelo teste de Turing. Eles são muito bons, mas ainda não convincentes. Entretanto, a vitória do computador Watson, da IBM, no programa de perguntas *Jeopardy!* em 2011 sobre especialistas humanos sugere que alguns computadores podem estar próximos de passar no teste.

Alguns pensadores especulam que algum dia conseguiremos desenvolver computadores com inteligência artificial tão sofisticados que superarão e muito a inteligência humana. Alguns chamaram esse marco momentâneo de atingir a verdadeira inteligência artificial de "singularidade". Eles preveem que uma superinteligência maior que a humana poderia acelerar sem limites. Com isso, Ray Kurzweil e outros especularam que logo conseguiríamos criar cérebros artificiais nos quais poderíamos transferir – ou baixar – os conteúdos de nossos cérebros naturais envelhecidos, tornando-nos imortais.

Acho mal orientada a discussão sobre se nós recebemos ou não de bom grado e com alegria nossos novos chefes supremos tecnológicos, ou nos tornamos eles. Qualquer máquina concebível não tem chacras, consciência nem motivação além de seu programa, o que na verdade não é motivação nenhuma. O computador ou robô não tem coração, alma, consciência e, nem amor. Ele não tem passado, contexto, desejos internos ou preferências, nem emoções. Em suma, a máquina baseada no computador não tem coração.

Novo teste de Turing

Proponho aqui um novo teste de Turing para testar se é um ser humano e tem personalidade.

Se uma pessoa estiver na sala ao lado,
ela conseguirá ajustar seus quadris sem tocá-los.
Se for uma máquina, não.

Uma conversa apropriada não mede humanidade. Os seres humanos têm qualidades inefáveis não mensuráveis. A energia da força vital de nosso amor, por exemplo, não pode ser determinada, pesada ou encaixada em uma equação matemática. Qual é o peso de um beijo sincero e qual é a equação para o amor à primeira vista?

Assim como uma urna eletrônica pode ser facilmente invadida, os computadores são como psicopatas de silício. Mude seu programa e HAL do filme *2001 – Uma Odisseia no Espaço* desliga metodicamente o suprimento vital para a equipe a bordo da espaçonave, com tanta facilidade e naturalidade como se jogasse um jogo de xadrez, ou ajusta a temperatura da cabine.

O amor é muito mais do que um programa evoluído e negligente. É um componente transcendente essencial da vida e da biologia, muito além de reprodução e sobrevivência. É irrelevante que isso tenha permanecido oculto. Não somos robôs biológicos desajeitados, mas seres capazes de amar. Somos capazes de vivenciar e projetar nossas consciências para ter um efeito viável, visível e mensurável na realidade externa. Nosso amor tem impacto, realmente importa e é inestimável. Quando descobrimos isso, cada um de nós se torna o Novo Homem.

A grande implicação

O que significa nós podermos focar em nosso coração para ter uma sensação em nosso peito, sentir nosso amor, projetar nossa intenção e, então, ver uma mudança resultante no mundo físico?

Isso sugere que estamos projetando algum tipo de sinal ou energia com nossa intenção. Esse sinal é recebido, entendido e interpretado, e o paciente reage a ele. Não estamos usando claramente nenhuma parte conhecida do espectro eletromagnético, pois a distância não interfere nisso.

Examinemos os fatos aparentes de novo.

Usando as técnicas do TQ2, conseguimos enviar energia, informação ou algo mais, seja lá o que for, e afetar coisas fora de nós. Os efeitos da energia cardíaca e da intenção direcionadas podem ser repetidos e testados. Isso sugere que de alguma forma estamos diretamente ligados a essas coisas que afetamos.

Aparentemente, trabalhamos com uma inteligência onipresente que não compreendemos. Eu não entendo todas as centenas de funções do fígado e posso nem ter uma noção certa da anatomia e da localização desse órgão. Mas isso não impede a cura que pretendo conseguir com a energia cardíaca da forma apropriada ao fígado.

De alguma forma, o Universo parece entender, interpretar e agir segundo nossa intenção.

Essas nossas habilidades completamente funcionais são inatas, embora não as usemos e quase não as compreendamos.

Como podemos explicar esses fatos aparentes?

A conclusão mais óbvia é que o Universo tem algum tipo de infraestrutura benevolente (segundo Chris) à qual estamos diretamente ligados e à qual pertencemos, como um peixe na água.

Tudo isso leva à maior implicação de todas: que a noção de *espiritualidade secular* pode ter uma validade profunda.

A espiritualidade secular é um sistema espiritual de visões de mundo, experiências e estilos de vida não necessariamente relacionados a uma divindade, um livro, um dogma, uma organização, ou até a uma crença. É uma espiritualidade baseada na observação empírica e na experiência diária de que seu amor tem impacto e você está profundamente ligado ao Universo.

Se puder se abrir ao impacto e ao poder do amor e aos mistérios da realidade, então é um candidato à espiritualidade secular. Partindo dessa perspectiva, toda vez que o TQ2 funciona é um milagre secular.

Se você definir a espiritualidade como sua ligação real e prática ao poder supremo do amor, do Tudo Que É, ou de Deus ou da Deusa, se preferir inseri-lo em algum modelo antropomórfico, então pode estar aberto à espiritualidade secular.

Na minha opinião, nossa compreensão da espiritualidade tem o mesmo grau de compreensão que uma traça andando na prateleira da Biblioteca do Congresso. Nós somos profundamente ignorantes e apenas começamos esta jornada.

Minha esperança é de que este livro, com as experiências que o TQ2 traz aos leitores, possa ajudar a abrir nossos olhos à magia de nosso ser, para que um dia possamos nos unir com amor e respeito e parar de brigar por nossos conceitos limitadíssimos do desconhecido. ∎

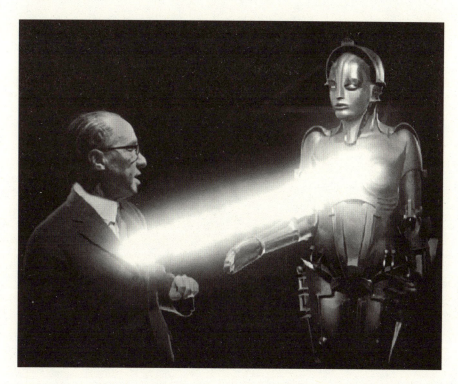

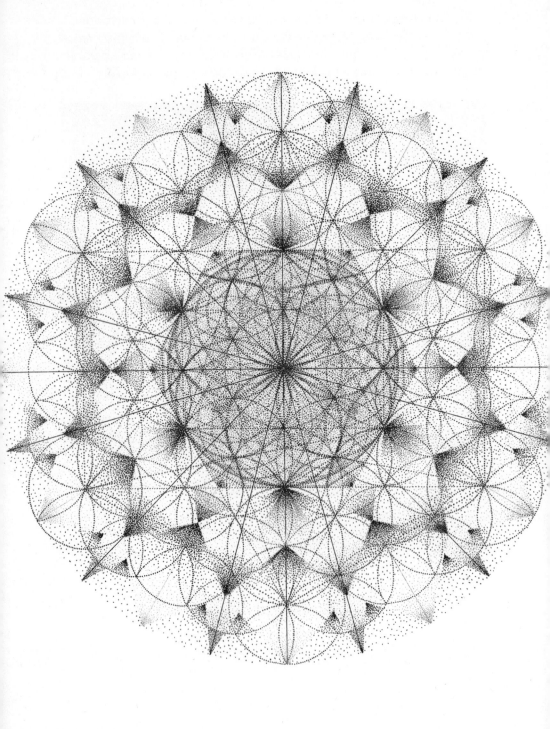

Parte IV

Capítulo 23
Conjectura Cósmica

O futuro cria o presente contra um cenário do passado.

Lazaris

EIS AQUI ALGO A SE PENSAR. Como podemos ter uma habilidade humana inata que na maior parte do tempo permaneceu oculta, desconhecida, inutilizada ou negligenciada? Como uma habilidade dessas pode fazer parte de um processo evolutivo? Como essas habilidades evoluíram? Outros animais em nossa árvore evolutiva têm e usam essas habilidades, ou mesmo primórdios delas, e poderiam nos tê-las passado?

Estas são excelentes perguntas. Não dá para dizer que tenho respostas definitivas, mas posso especular sobre uma explicação possível.

Os animais curam uns aos outros ativamente, com e sem toque? Não acho evidência disso. Alguns animais exibem claramente um comportamento benevolente. Muitas pessoas também, e até alguns políticos. Suponho que seja possível haver casos de animais curando uns aos outros, mas não sabemos nada sobre isso. Quando você não está procurando por alguma coisa, é muito menos provável que encontre. Então, mesmo se alguns observaram isso, eles provavelmente ignoraram ou rejeitaram a evidência, por não se encaixar em nenhuma explicação plausível ou aceitável que tinham. Mas, por ora, supomos que enviar energia cardíaca para cura é fundamentalmente, se não exclusivamente, uma habilidade humana surpreendente que nem sabíamos que tínhamos.

Então, se essa é uma habilidade humana, mas não há precedentes ou precursores evolucionários para ela em nossa árvore genealógica, então como a conseguimos? De onde ela veio?

Olha só o que eu acho que poderia ser:

A evolução começou no futuro e não no passado.

Deixe-me explicar.

Depois de ver o TQ2 em ação há alguns anos, e baseado em outras experiências na minha vida, cheguei a um modelo de trabalho em que o Universo opera com uma inteligência benevolente. Quando você envia energia cardíaca a alguém, sua intenção interna parece ser entendida com clareza e trabalha bem externamente, mesmo você tendo pouco ou nenhum conhecimento fisiológico do corpo. De alguma forma, sua intenção funciona no mundo físico fazendo coisas verdadeiras, aquelas que você pediu!

Portanto, talvez todos nós estejamos unidos como partes de um Universo inteligente e benevolente. Inteligente, pois parece entender nossa intenção, e benevolente, pois nosso amor parece fortalecer essa intenção de cura.

Parece que a evolução da consciência implica passar da consciência da sobrevivência na selva àquela baseada na compaixão. Os sistemas se tornam cada vez mais complexos quando evoluímos e, talvez, a consciência aumenta o potencial para uma maior compaixão.

Teremos de desafiar duas suposições comuns. A primeira, de que o tempo sempre corre para a frente, e a segunda, de que o Universo é mecânico e não tem inteligência. Talvez as habilidades apresentadas neste livro possam provocar um questionamento dessas suposições. E, pelo menos quanto à irreversibilidade do tempo, não somos os primeiros a questioná-la.

Segundo Michio Kaku, Ph.D., não há nada na Física que nos impeça de irmos para trás no tempo, exceto a energia incomensurável necessária para fazer isso. Muitos físicos ficaram se perguntando intrigados por que o tempo parece ter uma seta para a frente, com eventos no futuro parecendo sempre ser causados por acontecimentos no passado.

Mas talvez a seta do tempo não seja tão reta e irreversível como pensamos, e talvez não seja preciso uma energia incomensurável.

Aparentemente, seja de que forma for, a causalidade reversa no tempo acontece, é real e mensurável. Acumulam-se cada vez mais evidências nos diferentes campos da ciência que parecem demonstrar que eventos futuros podem influenciar o passado, até nos baixos níveis de energia da vida humana normal.

Dean Radin, Ph.D. (cientista sênior no Instituto de Ciências Noéticas e professor adjunto na Sonoma State University), demonstrou de forma convincente na década de 1990 que a condutividade da pele humana responde a eventos surpreendentes provocados a esmo, de uma fração de segundo até vários segundos de antecedência. Ele chamou isso de "*presponse*" ("presposta"). Outros chamam efeitos semelhantes de "retrocausalidade".

O psicólogo social Daryl J. Bem, Ph.D. (professor emérito da Universidade Cornell) publicou um famoso artigo controverso em 2011 intitulado "Feeling the Future: Experimental Evidence for Anomalous Retroactive Influences on Cognition and Affect", no *Journal of Personality and Social Psychology*. Esse artigo relatava os resultados de nove experimentos conduzidos por ele e seus alunos para demonstrar a influência de eventos futuros em percepções e emoções no passado.

Além disso, meu coautor Chris Duffield me conta que sabe de dados aprobatórios de pelo menos dois laboratórios de neurociência que registram picos elétricos de neurônios únicos. Os cientistas desses laboratórios aparentemente registraram respostas confiáveis e recorrentes de neurônios a estímulos específicos aos quais estavam sintonizados – uma fração de segundo *antes* de os estímulos acontecerem! Por que não ouvimos falar disso? Esses neurocientistas parecem ter ficado em um estado de negação depois de encontrar um fenômeno que não cabe em seus preconceitos. Ou podem ter ficado envergonhados de publicar seus dados, temendo que isso pudesse arruinar sua reputação e prejudicar financiamentos e promoções.

Se o futuro pode influenciar o passado em um intervalo de vários segundos, por que não poderia fazer isso também em uma década, século ou milhões de anos?

Se eu posso enviar energia cardíaca no passado para curar minha gata, o Universo do futuro poderia estar enviando intenção no nosso presente para nossa cura e evolução? Se posso enviar energia cardíaca para o outro lado de uma sala ou do planeta, por que a intenção carregada de amor não poderia chegar a muitos anos-luz de distância? Talvez existamos em muitas dimensões de realidade, algumas delas transcendendo a flecha do tempo ou do espaço-tempo. Talvez uma consciência suprema esteja nos ajudando a evoluir e talvez ela venha de nós mesmos, ou de nossos descendentes, em um futuro mais benevolente, pacífico e evoluído.

Suspeito que a habilidade de passar energia cardíaca possa ser um presente de nosso potencial evolutivo futuro. Estou até começando a achar que talvez HAJA um plano inteligente. Mas seria um plano inteligente de nossa consciência futura, não de algum homem antropomórfico ciumento e vingativo no céu que criou todos os animais e fez 99% deles serem extintos. Suspeito que toda a vida possa estar ligada a uma unidade espiritual com uma consciência suprema cujo futuro direciona nosso próprio caminho evolutivo.

Também estou começando a me sentir confortável com a ideia de que, no fundo, a humanidade deseja crescer espiritualmente e nós desenvolveremos mais novas habilidades humanas como o TQ2 com o tempo. Veja como nós desenvolvemos a fala, a leitura e o espírito inventivo. Talvez o TQ2 seja apenas um precursor de habilidades ainda mais incríveis no futuro.

Talvez um dia nos teleportaremos de um local ao outro sem tecnologia e sem passar pela segurança no aeroporto. Talvez nossa espécie desenvolverá a habilidade de ser onisciente, como certos iogues dizem ser. Ou poderemos adquirir a habilidade de manifestar objetos do vácuo quântico com nada além de nossa intenção. As possibilidades são infinitas.

Creio ser possível que novas possibilidades de nosso futuro estejam codificadas e embutidas no nosso DNA e na nossa consciência, e que agora estejamos indo em direção a uma espiritualidade secular empírica mais evoluída, que pode nos unir em vez de nos dividir.

Mas o que eu sei? Eu só vivo aqui. ■

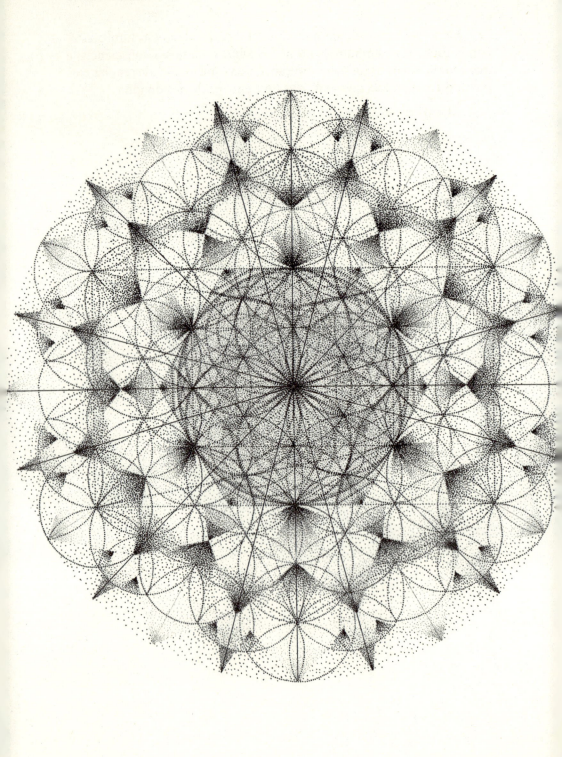

Parte IV

Capítulo 24

Visão de um Novo Futuro

O futuro não é mais o que era antigamente.

Yogi Berra

Os sonhos podem começar com objetivos desmedidos e até remotos. E só começar em uma jornada para conquistar grandes coisas pode realmente alimentar a alma. Alguns atletas, artistas, empreendedores e outros se permitem sonhar alto, mesmo quando estão cercados por muitos que tentam desencorajá-los. Mas a maioria resolve não se permitir a liberdade de sonhar alto. Creio ser necessário espiritual e psicologicamente termos sonhos e aspirações elevadas. Precisamos ter motivação e paixão no coração, não só na mente.

Infelizmente, grande parte da humanidade é motivada principalmente por raiva e medo – raiva de ter de fazer um trabalho de que não gosto e medo de perder esse trabalho se eu faltar. E se a motivação principal não for medo e raiva, então provavelmente é o desejo de adquirir, seja *status*, bens materiais e o lazer que o trabalho não me proporciona.

Por isso, muitos levam vidas de insatisfação, decepção e confusão sobre o que estamos fazendo aqui em nossas vidas. O pobre quer ficar confortável, o confortável quer ficar rico, e o rico descobre que o dinheiro não traz a verdadeira plenitude. E todos, admitam ou não, querem mais amor. Enquanto isso, encaramos as limitações físicas dos recursos e do meio ambiente da Terra com o crescimento cada vez maior da população insatisfeita. Portanto, vivemos em um mundo que parece realmente ter se perdido.

Para ter alguma perspectiva e contexto, vejamos brevemente a história de como os seres humanos entraram nesse apuro. Depois eu dividirei meus grandes sonhos sobre como podemos curar nossos problemas.

Onde estamos e como chegamos aqui

Há milhões de anos, antes de as primeiras criaturas caminharem sobre a terra, travava-se uma batalha pela sobrevivência no mar. Algumas criaturas tinham dentes enormes, outras eram rápidas, tinham couraça ou se escondiam bem. Essa foi a consciência de sobrevivência primitiva da qual a vida na Terra surgiu. A lei da selva, ou do oceano, é o interesse próprio implacável: coma ou seja comido. Um estado de vigilância deve ser mantido a todo custo. Imagine que, quando um animal anda, ou nada, em volta de uma grande rocha e encontra outra criatura, ele tem apenas uma fração de segundo para avaliar sua situação. Eu consigo comê-lo, ele vai me comer ou esse é um acasalamento potencial?

Com o tempo, ficou biologicamente vantajoso para alguns animais cooperarem, desenvolverem compaixão e empatia. Pode-se ver isso em muitas criaturas atualmente, incluindo elefantes, cães, gatos, macacos e até ratos. Na compaixão, um se coloca no lugar do outro, sente seu sofrimento (empatia) e tem vontade e disposição de ajudar. Em seu âmago, a compaixão é a base para nosso senso de moralidade.

Os primeiros seres humanos viviam em pequenos bandos de caçadores-coletores. Havia talvez de 30 a 70 deles em uma tribo. Precisavam ter compaixão e cuidar uns dos outros para sobreviverem. A ideia geral era que nós pertencemos a este grupo e precisamos nos amar e cuidar uns dos outros. Poderia haver uma competição ferrenha por parceiras, mas as coisas acabariam se acertando em uma vida diária cheia de compaixão no grupo.

Porém, ter compaixão por outros grupos era mais difícil. A coexistência pacífica entre grupos era sempre uma opção quando os recursos eram abundantes. Mas, quando eles ficaram escassos, a sociedade passou a ter um modo de vida bem diferente. A competição entre grupos pelos recursos limitados levou a conflitos, batalhas e guerras, nos quais a compaixão por outros seres humanos tinha de ser reprimida para sobreviver e vencer. Na competição de vida ou morte, os seres humanos de fora do grupo (ou competidores por parceiras), desse modo, seriam vistos como não humanos, como inimigos a serem brutalmente vencidos, assassinados ou escravizados.

Psicopatas e sociopatas

Quando a compaixão, a empatia ou o remorso estão ausentes ou são excluídos, dá-se o nome de psicopatia ou sociopatia. A psicopatia é a falta de compaixão inata, e a sociopatia é a falta de compaixão desenvolvida mais tarde na vida. Os sociopatas são criados, em geral, após abuso, trauma ou treinamento, e os psicopatas nascem assim. O treinamento militar básico sempre incluiu os treinamentos de obediência (muitas vezes abusivo), de compaixão para com seus companheiros e de sociopatia para com os oponentes, os inimigos. O treinamento do futebol americano também faz a mesma coisa, mas sem armas.

Contudo alguns não precisam de treinamento de sociopatia, pois nasceram sem compaixão e, aparentemente, nunca a desenvolveram. Estima-se que há, entre a população, de 1% a 5% de psicopatas em todas as sociedades humanas. E eles não desaparecerão. Não sabemos se esse traço de psicopatia é genético ou epigenético, mas sua persistência no tempo sugere que provavelmente sempre foi útil até certo ponto, desempenhando um papel importante na sobrevivência do grupo.

Psicopatas nasceram para o conflito, a aquisição e conquistar parceiros, sem a influência moderadora da compaixão. Muitas vezes eles a imitam muito bem, até enquanto cruelmente tentam obter recursos, poder e controle. Eles sempre gravitaram na direção da liderança de tribos e sociedades. Não importa se o líder existente for sábio e benevolente, ou um psicopata, outro psicopata provavelmente tentará derrubá-lo ou cooptá-lo.

Esse movimento ascendente dos psicopatas na escada do *status* acontece provavelmente em todas as escalas de governos, nações, corporações e até redes criminosas. É controverso, mas creio que eles provavelmente estão bem concentrados nos níveis mais elevados do governo, dos meios empresarial e financeiro e no crime organizado. Uma pesquisa demonstrou que de 70% a 90% dos criminosos são psicopatas, e alguns estimam que de 5% a 10% de presidentes de grandes empresas também sejam. Isso sem contar os sociopatas e a necessidade de treinamento sociopata para alcançar o poder e liderar uma organização que derrote ou compre seus concorrentes.

Grupos de diferentes tamanhos, de tribos a nações, também podem exibir características de psicopatia e sociopatia. A coexistência pacífica entre grupos pode passar para rivalidade, depois competição, conflito e, então, uma guerra declarada. Grupos e impérios perigosos podem agir como psicopatas, buscando o máximo de riqueza e poder sobre os outros.

Portanto, a psicopatia e a sociopatia entre indivíduos e grupos estiveram entre nós desde tempos idos.

Com a invenção da agricultura, veio a propriedade privada, reis, exércitos, piratas, escravidão, cidades e, claro, advogados. Quando vivíamos em pequenas tribos, conhecíamos e cuidávamos de todos no grupo, e a aquisição de propriedade privada no grupo não era a principal força motivadora. Porém, com a civilização vieram a riqueza e o poder pessoal jamais sonhado antes para algumas pessoas no topo, muitas delas psicopatas ou sociopatas. Uma pirâmide de riqueza e poder se desenvolveu em todas as sociedades. Dava até para sugerir que psicopatas e sociopatas planejaram e construíram de modo crescente a civilização para funcionar assim. E aqueles no grau mais baixo da pirâmide muitas vezes estão tão traumatizados, que ficam entorpecidos ou são reprimidos no que parece uma sociopatia adquirida.

Agora vivemos em um mundo onde mais da metade da população vive em cidades com pessoas demais para conhecermos e cuidarmos uns dos outros. Para sustentar suas famílias, a maioria das pessoas precisa ignorar a dor daqueles ao seu redor. Considere que pelo menos metade das crianças no planeta sofre agora por causa de guerra, pobreza ou doenças. O nível do sofrimento humano se expandiu muito além de nossa compreensão e capacidade emocional. Na minha opinião, todas as pessoas de bom coração estão passando por algum nível de sobrecarga de compaixão atualmente. Nós todos nos fechamos até certo ponto por não termos a capacidade emocional de lidar com tantos problemas sufocantes. Se houvesse uma única criança passando fome do nosso lado, muitos fariam o que pudessem para alimentar essa criança. Entretanto, quando somos confrontados pelo fato de que milhões de crianças famintas morrem barbaramente de uma forma brutal e inconcebível, enquanto seus pais assistem a tudo impotentes, fechamos nossos circuitos de compaixão para eles não queimarem.

Nosso mundo ficou cada vez mais polarizado por ideologias, religião e política. Por ironia, as pessoas que vivem nas cidades ficaram cada vez mais isoladas. Lembro que na faculdade precisava literalmente de um grande terremoto e de uma cerca quebrada para ter uma oportunidade de ver meus vizinhos.

E, no meio desses monumentais desconforto e sofrimento globais, somos cada vez mais levados como indivíduos pelo desejo de adquirir riqueza, propriedade e bens materiais. Adoramos uma novidade. Comprar o mais novo dispositivo eletrônico é divertido e agradável... naquele momento. Gostamos de sucesso e dos avanços, e o capitalismo deu essa oportunidade para muitos prosperarem ou fracassarem nessa busca. No entanto, essa pressão pela aquisição muitas vezes anulou o impulso por compaixão e amor. O clichê do rico infeliz tem um fundo de verdade.

Enquanto isso, a degradação ambiental se acelera com os oceanos ficando cada vez mais quentes, ácidos e poluídos. Os fitoplânctons estão morrendo, os primatas estão ficando sem espaço para viver e outras dezenas de milhares de agressões ambientais afetam nosso mundo ao mesmo tempo. Os sistemas planetários que nos sustentam se deterioram rapidamente e estão em grave perigo. Nossos problemas parecem avassaladores. E, para piorar as coisas, não parece haver adultos presentes para pedir para as crianças se comportarem. As pessoas contribuem de propósito ou sem querer com esses problemas, mas ninguém se responsabiliza pela bagunça deixada para trás.

Com o aumento do isolamento humano, além do sofrimento crescente, mais pessoas parecem desenvolver algum grau de psicopatia ou sociopatia. Isto é, têm uma perda parcial ou completa em sua habilidade de sentir empatia e compaixão. Isso pode vir de experiências pessoais de abuso e trauma, e os efeitos podem passar de uma geração a outra nas famílias, comunidades e culturas inteiras.

Os governos tratam pessoas como coisas, contribuintes. As economias tratam pessoas como coisas, consumidores. Os sistemas militares treinam os jovens a ter compaixão por seu batalhão e seus compatriotas, mas pouco ou nenhum por seus oponentes ou inimigos, vistos como não humanos liquidáveis. As corporações são máquinas de fazer dinheiro com o *status* legal de pessoas, mas que podem agir como psicopatas, dominando e ignorando a empatia natural das pessoas que trabalham nelas.

Parece um mundo cego, estúpido, insensível e maluco.

Proposta para um novo futuro

Se há algo para resolver os problemas do mundo, é a compaixão. As satisfações mais profundas que conseguimos na vida vêm de nossa habilidade de amar e cuidarmos uns dos outros. Isso é verdadeiro em um nível pessoal, e creio também ser no global.

Creio que todos os problemas mundiais serão resolvidos quando nossa primeira prioridade, nosso princípio orientador fundamental e realidade, for a compaixão. Com a predominância dela no mundo, não precisaremos mais nos motivar por competição, aquisição, medo e raiva. Em vez disso, poderemos nos motivar por amor, gratidão, alegria e inspiração. Vejamos como podemos criar esse novo futuro.

Antes de mais nada, gostaria de ver o conhecimento, a experiência e a prática do TQ2 se espalharem por todo este planeta, atingindo pessoas em cada nível da sociedade e em todos os países. Essas capacidades e realidades maravilhosas fazem parte de cada indivíduo, são nosso direito inato, e está na hora de todos perceberem isso.

A pesquisa em psicologia demonstra que o treinamento de meditação com compaixão reduz drasticamente comportamentos sociopatas e melhora a saúde de pessoas estressadas, como crianças adotivas, prisioneiros, estudantes, etc. Só a experiência da meditação altera a fisiologia, o comportamento e a relação da pessoa com o mundo. Precisamos mais disso.

Mas me parece que o TQ2 eleva a compaixão a um nível novo e inédito. Além de trazer apenas a experiência da compaixão, com essa prática o indivíduo pode usar diretamente sua compaixão e sua energia cardíaca para realmente FAZER coisas maravilhosas, neste momento, em qualquer ponto do tempo e do espaço.

Quando indivíduos de todo o mundo descobrirem que são muito mais do que uma peça da engrenagem em uma máquina econômica, que são muito mais do que apenas consumidores, contribuintes e eleitores, quando descobrirem que têm um acesso pessoal direto à energia e inteligência cardíacas, que seu amor e compaixão podem ter resultados positivos diretos, mensuráveis e imediatos no mundo, e quando descobrirem que cada pessoa pode se tornar com facilidade e rapidamente o Novo Homem, então tudo mudará.

Tudo terá de mudar. As suposições básicas nos negócios, nas finanças, no governo, na ciência e na tecnologia terão de mudar. Os fracassos e as decepções da psicopatia e da sociopatia individual, institucional e social ficarão dolorosamente óbvios para todos, e não serão mais considerados aceitáveis e inevitáveis. O desejo e a necessidade de tornar a compaixão o centro orientador predominante da vida em todas as camadas ficarão claros. Estamos falando de uma nova definição de humanidade, um novo conceito e percepção da natureza humana, do que significa ser humano. O Novo Homem.

As pessoas não estarão mais dispostas a viver sob as restrições e limitações de seres humanos e instituições psicopatas e sociopatas. Em todo lugar, as pessoas aprenderão a reconhecer e resistir aos sinais de psicopatia e sociopatia. Instituições, empresas e sociedades passarão a ser sistemas baseados na compaixão, não apenas na aparência, como muitas são hoje, mas também de fato.

Nós com certeza desenvolveremos novas ferramentas e métodos para reconhecer e reverter a sociopatia. A meditação com compaixão é um bom início para muitos. Mas sentar para meditar pode não ser para todos. Acho que o treinamento e a prática universal do TQ2 em todo o mundo e em todas as idades pode ser outro caminho para ajudar a prevenir e diminuir a sociopatia. Em um Novo Mundo cuja norma é a compaixão, a sociopatia ficará descaradamente óbvia e poderá logo ser tratada. Além disso, novos métodos de cura emocional, como a Saúde Autocriada (outro método desenvolvido por mim que ensino e é tópico de meu próximo livro), ajudariam a curar e erradicar a sociopatia de forma surpreendente.

E os psicopatas, aqueles que nascem sem compaixão? Eles são mesmo incuráveis? Se sim, talvez possamos apenas reconhecê-los e dar-lhes compadecidamente menos funções poderosas e nocivas na sociedade. Prevejo que detectores neurais e testes psicológicos para psicopatia poderiam ser desenvolvidos e largamente usados como ferramentas rotineiras para exame da psicopatia em nossos sistemas educacionais e vocacionais. Ou há uma forma de usarmos energia cardíaca e outras modalidades de cura para transformar psicopatas em seres humanos sensíveis? De qualquer forma, precisamos e conseguiremos garantir que os psicopatas não mais administrem e corrompam tanto o mundo e que apenas pessoas realmente sensíveis com corações despertos possam ocupar posições de poder e influência.

Se pudermos usar a energia cardíaca para ajudar a despertar a compaixão até nos sociopatas e psicopatas mais endurecidos e transformar organizações em todos os níveis para se basearem realmente em compaixão, então só isso transformará o mundo.

Como conseguiremos incutir rapidamente essa nova realidade de compaixão prática, essa nova realidade de foco e uso da energia cardíaca, em cada aspecto e canto da sociedade? Como podemos proliferar esse conhecimento e forma de ser para todos em qualquer lugar? E como podemos fazer isso depressa ou pelo menos rápido o bastante? Acho que o melhor lugar de começar é com a educação.

Começaremos com um novo sistema educacional para crianças baseado na criatividade, alegria e na resolução de problemas. As crianças descobrirão como aprender é divertido quando forem motivadas a resolver e implementar uma grande variedade de problemas mundiais reais. Se atrairmos sua paixão, as crianças aprenderão com o tempo todas as matérias importantes de seus currículos. Em vez de forçar as crianças a aprender o que queremos que elas aprendam, devemos confiar em sua curiosidade natural e seu entusiasmo para deixar o currículo atender seus interesses. Os professores podem ser avaliados por quanto seus alunos ficam motivados e impetuosos. No ambiente certo, as crianças descobrirão que o aprendizado é divertidíssimo. Essa atitude pode durar uma vida toda.

Para os adultos, jovens e velhos, vamos criar também um sistema universitário completamente novo em todo o mundo, aberto e acessível a todos, baseado na criatividade e na resolução de problemas. Gostaria de ver novos *campi* de bilhões de dólares construídos em todo o mundo, atraindo as pessoas mais brilhantes e impetuosas. Essas universidades terão como alicerce o princípio do estímulo da compaixão e esperança e a busca por novas formas de organizar a sociedade, com soluções reais para problemas humanos e ambientais.

Todas as soluções possíveis estarão abertas à exploração, mesmo se acontecerem fora da alçada da ciência tradicional e da tecnologia. Nessas universidades, poderemos explorar livremente os mistérios da energia da força vital. Na minha opinião, o estudo empírico da energia da força vital transformará nosso entendimento de física, química, biologia, medicina e até identidade humana. Isso pode abrir a porta para uma grande variedade de soluções jamais imaginadas.

Gostaria de chamá-las de "Universidades da Força Vital – Institutos de Ensino Superior". Elas incentivarão uma enorme polinização cruzada entre departamentos e *campi*. A permanência dos professores no cargo se baseará no nível da inspiração de seus alunos. Claro que as pessoas serão recompensadas por suas descobertas, mas isso não será sua principal diretriz ou objetivo. Nas universidades atuais, alunos idealistas devem ser ensinados a se tornar ambiciosos e a criar e trabalhar com estruturas corporativas psicopatas para divulgar suas descobertas para o mundo. Mas, quando prevalece a compaixão, a ajuda tanto a outras pessoas como aos sistemas naturais será a maior recompensa para qualquer indivíduo.

Essas universidades terão poucos dos limites tradicionais entre departamentos e disciplinas. Alunos, corpo docente e funcionários serão encorajados e apoiados para sempre expandir seu conhecimento e interesses, acompanhando sua curiosidade, compaixão, ideias e indícios positivos aonde eles forem. As soluções sinérgicas para problemas locais e globais, aquelas harmoniosas com muitos aspectos e dimensões, desenvolver-se-ão e amadurecerão naturalmente em um ambiente desses. Da complexidade virá a simplicidade – um novo plano para um mundo que funcione, um Novo Mundo baseado em amor e compaixão.

Ao contrário das universidades atuais, essas Universidades da Força Vital serão capacitadas, e financiadas, para catalisar, implementar e administrar muitas de suas soluções inovadoras em todos os níveis, do local ao global. Como parte da evolução da economia mundial para um novo sistema mais benevolente, os lucros desses projetos ajudarão a sustentar as universidades para que elas possam oferecer educação gratuita a alunos merecedores de todo o mundo. A atmosfera feliz de animação e eficácia em todas essas universidades, bem como as pessoas alegres, benevolentes, totalmente animadas, atraídas para esse lugar, em tempo integral ou em meio período, criará um ambiente que oferece oportunidades sem precedentes para o crescimento pessoal e conquistas para melhorar o mundo.

Hoje temos um mundo administrado em grande parte atrás de portas fechadas por pessoas públicas e privadas, além de organizações recompensadas por sua crueldade, seu interesse próprio ambicioso, o armazenamento em segredo de informações e fontes valiosas ou seu idiotismo assassino banal. Mas, com a difusão da compaixão, amplificada por essas Universidades da Força Vital, podemos evoluir para um mundo onde os mais talentosos, aqueles com compaixão verdadeira, inteligência cardíaca e um discernimento claro, com as melhores ideias e tecnologias catalisadas pela universidade, administrarão as coisas em todo lugar de uma forma totalmente aberta, transparente e cooperativa.

A alegria de mudar o mundo e fazer a diferença será uma grande parte da motivação de cada um. Com nossas prioridades em ordem, podemos aprender a curar, transformar e mudar para um futuro totalmente sustentável, onde todos poderemos prosperar de verdade.

Creio que podemos ficar impressionados para sempre com a beleza, a maravilha, a generosidade e a criatividade da natureza, do Universo e do espírito humano. Vamos tornar isso possível. ■

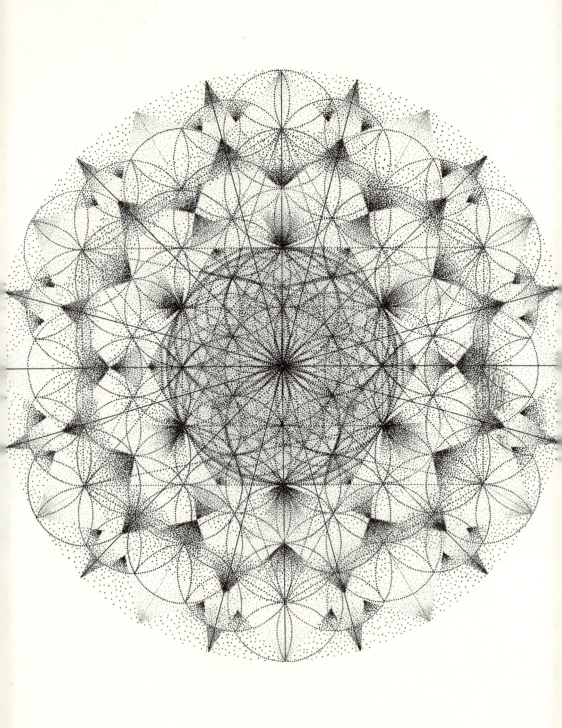

Parte IV

Capítulo 25

Minhas Considerações Finais sobre Este Livro

AGORA VOCÊ SABE O QUE EU SEI.

Pode operar com um nível de liberdade que desafia nossa identidade como seres humanos bem limitados ou apenas seres materiais mecânicos.

Você pode enviar sua energia cardíaca para qualquer lugar, momento ou por qualquer propósito, para qualquer grupo, ser ou qualquer conceito ou representação. Somos seres ligados ao Universo por nosso amor, intenção e sonhos. Fazemos parte de um grande mistério.

Estamos em um primeiro estágio de um despertar em massa para nos tornarmos adultos espirituais e cuidarmos do mundo e uns dos outros.

Seu amor é mais valioso do que pensa e mais precioso do que imagina.

Temos uma habilidade tremenda de sermos benevolentes e criarmos um novo mundo.

Imagine só!

Com muito amor,

Richard Gordon

Minhas Considerações Finais sobre Este Livro

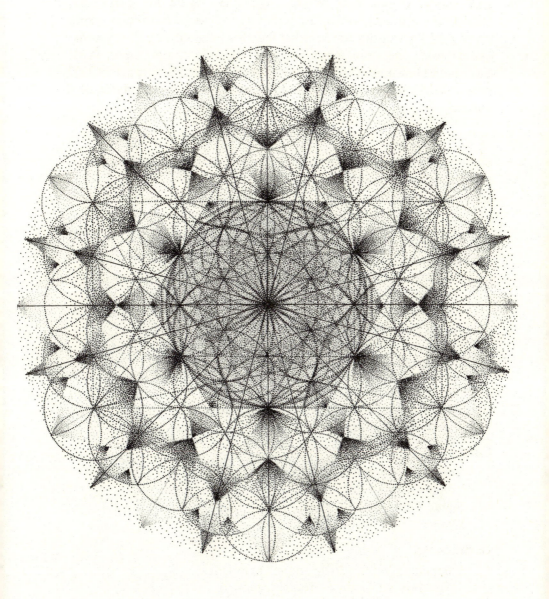

Fontes sobre o Toque Quântico

Bem-vindo à comunidade do Toque Quântico! Agora que aprendeu as técnicas do Toque Quântico 2.0, aqui estão várias outras fontes disponíveis para você aprimorar suas habilidades e encontrar outras pessoas maravilhosas que estão aprendendo e praticando. O portal para todas elas é o *site* Quantum-Touch.com. Nós criamos uma plataforma do TQ2 para você lá. Todos estamos fazendo história, e juntos mudaremos o mundo.

Richard, Chris e Vickie

Site – ache um instrutor ou terapeuta, notícias, eventos, treinamento, produtos e comunidade
Quantum-Touch.com/QT2

Livros

Toque Quântico – O Poder de Curar (Richard Gordon)
Quantum-Touch – The Power to Heal (versão Kindle) (Richard Gordon)
A Cura pelas Mãos ou a Prática da Polaridade (Richard Gordon)
Aumento da Potência do Toque Quântico – Técnicas Avançadas (Alain Herriott)
Quantum-Touch Core Transformation – A New Way to Heal and Alter Reality (Alain e Jody Herriott)

Treinamentos pela internet

Basic Quantum-Touch 1.0 Online Training
How to See and Perceive Energy

Cursos

Toque Quântico 1.0
Toque Quântico 2.0
Saúde Autocriada
Como Ver e Perceber Energia

Certificados

Terapeuta Certificado de Toque Quântico
Instrutor Certificado de Toque Quântico

CDs e DVDs

Quantum-Touch Video Workshop – Level I (DVD)
Supercharging (DVD)

Core Transformation I: Melting & Unraveling (DVD)
Core Transformation II: Finding Your Way In (DVD)
12 Color Meditation (Caixa de CDs)
How to See and Perceive Energy (DVD)
Essence of Qigong (DVD)
Energy Enhancement Through Fitness (DVD)

Comunidade

Blog sobre o Toque Quântico:
<http://blog.quantumtouch.com/>

Fórum de mensagens sobre o Toque Quântico:
<http://quantumtouch.groupee.net/eve>

Grupo do Facebook sobre o Toque Quântico:
<https://facebook.com/groups/64504753104>

Grupo do Facebook sobre a Saúde Autocriada:
<https://facebook.com/groups/274011329386958>

Fan Page sobre o Toque Quântico no Facebook:
<https://facebook.com/quantumtouch>

Página do Toque Quântico no Twitter:
<https://twitter.com/quantumtouch>

Canal do Toque Quântico no YouTube:
<https://youtube.com/QuantumTouch>

Página do Toque Quântico no Pinterest:
<https://www.pinterest.com/quantumtouch/>

Nota do Editor

A Madras Editora não participa, endossa ou tem qualquer autoridade ou responsabilidade no que diz respeito a transações particulares de negócio entre o autor e o público.

Quaisquer referências de internet contidas neste trabalho são as atuais, no momento de sua publicação, mas o editor não pode garantir que a localização específica será mantida.

Posfácio

Chris Duffield, Ph.D.

POR QUE RAIOS UM CIENTISTA e inventor como eu se envolve com o Toque Quântico a ponto de virar coautor deste livro? Refleti sobre essa questão por meses. E cheguei à seguinte conclusão: estou fazendo isso *porque* sou cientista e inventor e reconheço isso como a nova fronteira. Na minha opinião, o Toque Quântico 2.0 abre um novo caminho para a humanidade e poderia ser o catalisador da maior e mais profunda mudança na ciência, tecnologia e sociedade no planeta em nossa era ou talvez de todos os tempos.

Gosto de imaginar que, se eu estivesse vivo na Itália no início do século XVII, seria amigo de Galileu e teria aceitado seu convite para olhar por seu telescópio. Então eu teria visto luas ao redor de Júpiter, montanhas na Lua e outras coisas maravilhosas que estavam bem fora do paradigma científico da época. Essas eram observações heréticas que logo causariam um escândalo nos saguões do poder e provocariam a ira da Inquisição. Eu provavelmente teria ficado chocado com o que visse em seu telescópio e, a princípio, não acreditaria em meus olhos. Mas pela minha natureza eu ficaria intrigado e voltaria a olhar de novo, e de novo, até finalmente aceitar, receber de bom grado e adotar a nova realidade.

Não vivi naquela época, mas, sim, agora, sou amigo de Richard Gordon, observei seu mundo nos últimos 15 anos e entrei com cuidado nele, cada vez mais. Fiquei chocado quando Richard me mostrou que poderia curar com o toque (Toque Quântico 1.0) com firmeza e segurança. Fiquei chocado pela segunda vez quando vi que ele podia ensinar a habilidade aos outros e uma terceira vez quando aprendi a habilidade e ela funcionou quase todas as vezes que tentei, mesmo eu achando que não daria certo.

Quando Richard apareceu com as técnicas sem toque que agora chamamos de Toque Quântico 2.0 (TQ2), fiquei cético mais uma vez e passei pelos mesmos três choques de novo. Estava me acostumando com a cura pelo toque na ocasião. Mas a cura *sem* ele parecia difícil de acreditar. Eu achei que Richard estava falando besteira. Então, a princípio fiquei chocado ao vê-lo ajustar a postura de uma pessoa em segundos e aliviar sua dor em minutos sem tocá-la. Eu o via fazer isso casualmente em cafés, discretamente no saguão de um hotel e com ousadia no palco na frente de uma horda de céticos, enquanto exibia entusiasmo e uma confiança inabalável. Depois fiquei chocado ao ouvir que ele poderia ensinar essa habilidade a outros, a quase todo mundo, e funcionaria para eles também. Por fim, fiquei chocado quando fiz seu curso de TQ2, aprendi as técnicas e as vi funcionarem para as pessoas ao meu redor e para mim, na frente dos meus olhos.

Com a experiência, meu choque ao ver o trabalho com o TQ2 evoluiu para surpresa e encanto. Como cientista, fico animado com as novas possibilidades de pesquisa e perspectivas científicas revolucionárias abertas pelo TQ2. E, como inventor, divirto-me criando e testando novos aplicativos para o TQ2 e refletindo sobre as profundas implicações para a tecnologia e a sociedade. É só o início para o TQ2. Se isso fosse a eletricidade, estaríamos exatamente no primeiro estágio da descoberta, com a bateria de Volta, as pernas de rã de Galvani e a pipa de Benjamin Franklin.

Richard continuou a me atualizar sobre suas primeiras descobertas do TQ2 e seus resultados incríveis, e comecei a ver paralelos com os primeiros dias de outra revolução ocorrida na minha vida, a dos computadores. Quando vivi no Vale do Silício por 14 anos, tive a felicidade de conhecer muitos pioneiros dessa revolução. As explorações de Richard me lembravam dos primeiros dias de aventuras na tecnologia, como quando Steve Jobs, Steve Wozniak e meu amigo Daniel Kottke construíam computadores Apple I na casa dos pais de Jobs. Ou quando Bill Hewlett e Dave Packard começaram a HP em uma garagem em Palo Alto. Ou ainda quando Sergey Brin e Larry Page construíram a primeira caixa do servidor Google com peças de Lego quando estudavam na Stanford.

O desejo sincero de Richard de dividir suas descobertas abertamente com todos e convidá-los a participar em sua aplicação e desenvolvimento me lembrou também da generosidade e liberdade do movimento Open Source, do fundador da CraigsList, Craig Newmark, revolucionando a propaganda pessoal, e de Linus Torvalds, ao desenvolver o sistema operacional Linux.

Por isso, foi muito natural para mim reconhecer a analogia entre o TQ2 e um novo sistema operacional de computadores com aplicativos. Fico muito feliz que Richard tenha gostado dessa analogia e a tenha incorporado em seu ensino e neste livro. O TQ2 cresce rápido depois de um pequeno início, assim como aconteceu com a revolução dos computadores, e seus efeitos na ciência, na tecnologia e na civilização logo poderão disputar e superar aqueles dos computadores. O TQ2 é o que virá a seguir.

Os pioneiros da revolução dos computadores apresentaram à humanidade maravilhosas capacidades novas, antes inimagináveis. Elas se proliferaram e se desenvolveram exponencialmente e agora estão disponíveis a cerca de três quartos da população mundial. Essas capacidades foram e serão personificadas em coisas, como computadores, *softwares*, servidores, redes, nanorrobôs. Não importa como essas coisas crescem e se desenvolvem, não importa quanto elas ficam inteligentes e invisíveis nem quanto elas entranham em nossas vidas e nossos corpos, até em nossos cérebros e nossas células, se elas não aceitarem o poder do amor, ainda serão apenas coisas. Um ser humano cibernético ainda é no fundo apenas um ser humano com um acréscimo *externo*.

O TQ2 de Richard Gordon também apresenta à humanidade novas capacidades antes inimagináveis. Elas estão apenas começando a se proliferar e desenvolver exponencialmente. Mas a diferença aqui é que o TQ2 está incorporado nas pessoas, em nós. Nós todos temos essas capacidades já integradas. Elas são uma parte de nós antes desconhecida, parte de nossa consciência, de como nossos corpos funcionam, uma extensão de nosso ser e nosso amor. Ao reconhecer essas capacidades e explorar seu vasto universo de aplicações possíveis, na verdade estamos expandindo nossa definição do que somos e podemos fazer de uma forma que computadores mecânicos jamais conseguiriam. Por sermos humanos com um acréscimo *interno*, podemos ignorar e transmutar os pesadelos que o acréscimo externo consumado traria. Como um Novo Homem, aperfeiçoado com amor prático e compaixão, podemos criar e desenvolver um Novo Mundo.

Se nossos corpos são como carros e nós somos os motoristas, então Richard nos mostra que há uma tela não usada no painel de instrumentos de todos, ignorada ou nunca percebida.

Ele ficou brincando com ela e explorou seus poderes. Ele nos demonstra como ligar e como fazer algumas coisas com ela. Pode curar, trabalhar no tempo e no espaço e nos guiar com segurança e tranquilidade por estradas e dimensões jamais imaginadas. Estamos apenas começando a descobrir suas capacidades. E, o mais importante, ela funciona com amor.

Fui aluno de Prem Rawat (<www.wopg.org>) por muitos anos, e ele me mostrou como usar o amor no meu coração para sentir paz interior e alegria. Então você pode imaginar minha surpresa quando Richard Gordon me mostrou como usar o amor no meu coração como uma força para fazer um trabalho prático no mundo externo. Isso é algo realmente novo para a humanidade. E eu estou achando que a paz interior e o trabalho externo do coração combinam muito bem.

O TQ2 também acrescenta uma forte evidência para sustentar uma teoria que proponho desde 1995: nossos corpos e o Universo são inteligentes e conscientes, *se* os tratarmos assim. E eles estão ligados e são animados por uma infraestrutura secular inteligente e amorosa semelhante à internet, apenas mais avançada e poderosa. Em geral, os visionários da tecnologia perderam as pistas que nossos corpos, a natureza e o Universo já estão inserindo e mesclando com um sistema de informação sofisticadíssimo que nossas invenções podem apenas imitar, mas nunca se igualar. Por que tentar reinventá-lo quando nós já o temos?

Preparei-me para apreciar o trabalho de Richard com o TQ2 com décadas de exploração pessoal de metafísica, filosofia, experiências místicas e ciência além das fronteiras geralmente aceitas. Comecei minha jornada como Presidential Scholar aos 17 anos, aceitando completamente o paradigma dominante. Mas encontrar anomalias e conhecer outros exploradores me levou a direções nunca imaginadas. Conheci pessoas que fizeram pesquisa psíquica e desenvolveram tecnologias atrás da cortina negra do sigilo do governo. Conheci também muitos pioneiros da pesquisa civil sobre os efeitos psíquicos no homem e na natureza. Trabalhei no laboratório para exploradores científicos da consciência, como Rollin McCraty no HeartMath, William A. Tiller na Stanford e Stuart Hameroff na Universidade do Arizona.

Algumas das pesquisas nesses campos foram promissoras. Mas, no mundo das capacidades humanas antes desconhecidas, o Toque Quântico 2.0 de Richard Gordon, com a robustez e a fidedignidade sem precedentes de seus efeitos e a facilidade inédita com que qualquer um pode aprender a fazê-lo, é decisivo. Richard acertou em cheio com o TQ2. Pelo que presenciei, ouvi e senti, o TQ2 demonstra de forma irrefutável a quem o testa, até eu, que os atuais paradigmas da ciência e da sociedade são uma ficção incompleta e empobrecida. Essa descoberta é revolucionária e iluminará nosso mundo.

Ter a chance de conhecer Richard Gordon há 15 anos foi um verdadeiro presente. Passei a estimá-lo como um cientista empírico, tecnólogo e explorador nato, sempre procurando novos meios de curar e fortalecer as pessoas, sempre ensinando da forma mais simples e considerando as profundas implicações de seu trabalho para o futuro da humanidade. Passei a apreciar também a natureza prática de Richard e quando ele fundou a organização do Toque Quântico para incorporar e disseminar suas descobertas por todo o mundo. E foi com grande respeito e gratidão que aceitei seu convite para trabalhar com ele neste livro. Foi um privilégio tremendo e muito divertido. Os resultados são lindos e poderosos.

Agradeço também a Vickie Wickhorst por suas contribuições valiosas e por me ajudar a manter o calor do projeto. Meus sinceros agradecimentos à minha amiga Margot Beeston e meus pais Richard e Mary Rose Duffield por seu apoio gentil durante a elaboração deste livro.

Meu ceticismo travou uma batalha perdida contra a realidade do Toque Quântico por anos, e essa batalha basicamente acabou. Espero que minha evolução pessoal do ceticismo ao entusiasmo possa ajudar outros céticos a desfrutarem de uma jornada mais rápida e tranquila. Apenas dê uma chance ao TQ2 e, quando estiver pronto, tente de novo. Então, você sentirá na pele o que estamos falando. A imensa importância do TQ2 não pode ser um exagero. Ele traz uma nova esperança e já transforma o mundo. ■

Vickie Wickhorst, Ph.D.

GOSTEI MUITO DE TRABALHAR neste livro. Ele me proporcionou tempo de aprendizado com Richard e diálogos fascinantes com Chris, duas pessoas com mentes brilhantes. E, mais importante, tive discussões filosóficas profundas com minha filha Kelsey, minha parceira no Toque Quântico. Ainda jovem, ela tem ideias que sempre me impressionam.

Quando as pessoas me perguntam por que me interessei pelo Toque Quântico, eu rio e digo a elas que fiz minha pesquisa para tese sobre a interação entre ciência e filosofia. O que descobri me perturbou, e eu nunca me recuperei!

Depois de examinar 6 mil anos de história da ciência e da filosofia, descobri que há um vasto corpo de pesquisa sobre sistemas de energia sutis, muito do qual foi relegado ao campo da metafísica pelos cientistas predominantes da época. Fiquei fascinada por essas correntes de pesquisa. Depois de completar meu doutorado em 2005, decidi mergulhar mais fundo nelas. Ao fazer isso, percebi que nosso paradigma científico atual se foca em dominar a natureza em vez de cooperar com ela. E me convenci de que a natureza é bem mais poderosa do que qualquer coisa que o homem tenha criado para tentar domá-la.

O maior poder da natureza, o poder do amor, está em cada um de nós. O segredo está em descobrir como usá-lo. Durante minha pesquisa, estudei dúzias de modalidades. Ainda não encontrei uma tão fácil de acessar ou tão poderosa quanto o Toque Quântico. O Toque Quântico básico faz você se abrir ao poder dentro de si. E, agora, o Toque Quântico 2.0 (TQ2) vai muito além. Nele, Richard Gordon redescobriu e tornou acessível dentro de cada um de nós o sistema operacional básico que constrói e mantém nossa realidade física. Para aqueles dispostos a apenas *Fazer* e *Ser*, este livro os ensinará como acessar e trabalhar com esse sistema operacional do Novo Homem.

Se, assim como eu, você precisar mergulhar fundo na ciência, recomendo suspender seus julgamentos, manter-se aberto ao método científico e testar a hipótese de que o TQ2 lhe proporciona acesso a um tipo diferente de poder. Lembre-se de que, embora não saibamos por que a eletricidade passa por fios elétricos, ficamos muito contentes em usar a tecnologia. Portanto, embora ainda não possamos explicar totalmente qual é o poder do amor, nós o usamos com satisfação para curar e transformar vidas. Prepare-se para se surpreender. Seu senso de respeito e admiração o abrirá para uma nova realidade na vida.

Biografias dos Autores

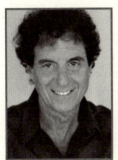

Richard Gordon, com 37 anos de experiência no campo da saúde holística, é considerado um visionário e pioneiro na cura energética. É autor de *Toque Quântico – O Poder de Curar*, publicado em 17 idiomas, e de *A Cura pelas Mãos ou a Prática da Polaridade*, publicado em dez idiomas. Como fundador da organização do Toque Quântico, Richard ministrou palestras e aulas em todo o mundo em centros médicos, conferências e faculdades de quiropraxia; faz parte do corpo docente do Heartwood Institute e do Holistic Health Institute. O dr. C. Norman Shealy, M.D., Ph.D. (presidente fundador da Associação Médica Holística Americana), testou clinicamente e endossou o Toque Quântico, chamando-o de "a primeira técnica que realmente nos permite sermos todos curadores". Atualmente, o Toque Quântico formou praticantes em mais de 50 países e há mais de 300 instrutores certificados ao redor do mundo. Por ser um inovador, Richard está sempre explorando novas formas de tornar a cura simples, potente, acessível, confiável, fácil e divertida para pessoas de todas as idades. Ele considera este livro, *Toque Quântico 2.0 – O Novo Homem*, sua obra mais importante até agora por apresentar descobertas revolucionárias, não só no poder, na velocidade e na prática da cura, mas também na capacidade de os indivíduos melhorarem e transformarem suas vidas e o mundo. Ao revelar um sistema operacional inato no Novo Homem e dar a todos fácil acesso a seus poderosos aplicativos, ele redefine a humanidade e abre um Novo Mundo. Richard cria arte digital, pratica golfe e mora com sua gata Devi em Santa Monica, Califórnia.

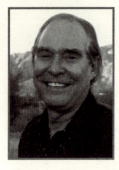

Chris Duffield, Ph.D., é cientista, inventor, futurista e escritor. Por ser um cientista generalista, ele se denomina uma "célula-tronco acadêmica" e um "professor catalítico". Como um visitante do futuro, é atraído a ajudar a apresentar grandes inovações, suas e de outros, muitas vezes de anos a décadas antes de seu valor ser mais reconhecido. O método para fazer tetrodos inventado por ele é usado agora em centenas de laboratórios de neurociência em todo o mundo. Seu *site*, <www.iptq.com>, ajudou a resgatar do esquecimento um procedimento médico sem financiamento para a quimioterapia contra o câncer sem efeitos colaterais, que ele também pesquisou em um laboratório na Stanford University School of Medicine. Na Stanford por 12 anos como pesquisador visitante e professor consultor assistente, Chris catalisou ideias de todo o *campus* e de todo o Vale do Silício. Em 2001, deu uma palestra premonitória sobre as tecnologias de informação virtual do futuro na Xerox PARC, incubadora da maior parte da tecnologia atual. Com Rajiv Bhushan, ele coinventou uma nova abordagem farmacêutica com incontáveis aplicações médicas. Administrou laboratórios para dois acadêmicos que apareceram no filme *Quem Somos Nós?*, William A. Tiller da Stanford (ciência dos materiais) e Stuart Hameroff da Universidade do Arizona (Centro dos Estudos da Consciência). Depois de se formar na Amherst College em geologia, Chris conseguiu seu Ph.D. em tecnoecologia de terras áridas na UA, com uma banca formada pelo explorador polar Laurence M. Gould, o paleontólogo George G. Simpson e o criador da hipótese da supermatança no Pleistoceno, Paul S. Martin. Ele conheceu muitos ganhadores do Prêmio Nobel e surfava com o Nobel de química Kary Mullis. Escrever este livro com Richard Gordon pode ter sido sua contribuição mais importante até agora. Chris viaja o mundo todo e mora em Tucson, Arizona.

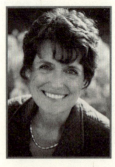

Vickie Wickhorst, Ph.D., é escritora e pesquisadora. Seu histórico acadêmico é em educação e liderança. Suas áreas de interesse incluem explorar e explicar a ciência por trás de tópicos, tais como o uso da energia da força vital para a cura, energias sutis, comunicação telepática com animais e medicina alternativa. Escreveu vários livros e artigos. Vickie e sua filha Kelsey Wickhorst ministram aulas de Toque Quântico, tapotamento dos meridianos e cura intuitiva em seu centro educacional, Colorado Sage Learning Center. Mãe de dois filhos adultos, Vickie mora em Conifer, Colorado, com o marido.